Amor orgásmico

Amor orgásmico

Cecilia Martín

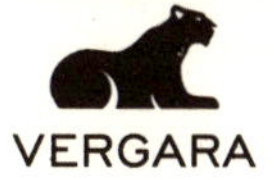

VERGARA

Papel certificado por el Forest Stewardship Council®

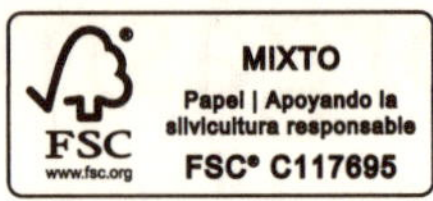

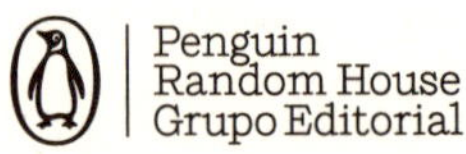

Primera edición: octubre de 2024

Travessera de Gràcia, 47-49. 08021 Barcelona

Printed in Spain — Impreso en España

ISBN: 978-84-19820-41-9
Depósito legal: B-12.612-2024

Compuesto en Comptex&Ass., S. L.
Impreso en Black Print CPI Ibérica, S. L.
Sant Andreu de la Barca (Barcelona)

VE 2 0 4 1 9

A mis hijas, Valeria y Sara, para que
aprendan a disfrutar libremente
de su sexualidad y de su vida. Las amo
profundamente

Índice

Agradecimientos

A mi socia, amiga y hermana no biológica Marina García, que me guía por el camino de la sabiduría y que, con su buen criterio profesional, me ha ayudado con muchas de las páginas de este libro.

A mi madre, Andrea, por darme autonomía y enseñarme a ser valiente. Sin esa valentía, no me habría atrevido nunca a escribir un libro así.

A mi padre, Antonio, a quien admiro y quien me ha permitido cometer errores siguiendo mi propio camino. Él siempre me ha alentado a disfrutar del presente y a crecer con la libertad de ser yo misma, dejando a un lado el qué dirán. Buenos consejos de papi.

A Nieves, por llegar a nuestra familia con tanto amor.

A mis abuelas, Vene y Joaquina, por quererme y enseñarme tanto. «Una madre y una capa todo lo tapan».

A David, mi artista favorito, por acompañarme desde el primer día en este proyecto tan deseado y por animarme a continuar cuando el miedo me invadía y me sentía débil e incapaz de hacerlo. Gracias. Te quiero.

A mis hijas, Valeria y Sara, de las que aprendo cada día

a ser mejor persona y a quienes he privado de pasar tiempo junto a mí durante cuatro meses de intenso trabajo. Ahora que ya está escrito, mi tiempo es para ellas.

A Emi y Belén, gracias a quienes, entre risas en un parque del pueblo, se me ocurrió la idea de escribir este libro.

A todas mis amigas y amigos por ser tan generosos contándome sus historias y fantasías, que aparecen como relatos anónimos, para que las compartiera con todas vosotras en este libro.

A Susanna Isern, amiga y compañera de máster, a quien admiro profundamente como escritora y como persona. Sin su ayuda, este libro no se habría publicado nunca.

Y a mi editora, Yolanda Cespedosa, que confió en mí desde el principio y que cuando, muerta de miedo, le pregunté cómo tenía que hacerlo me respondió: «No tienes que hacerlo de ninguna manera, no imites a nadie, sé tú misma escribiendo», y así lo hice.

A mis pacientes, a quienes les agradezco haberme confiado lo más íntimo de sus vidas, de quienes he aprendido mucho y sigo aprendiendo continuamente, no solo a aplicar la psicología, sino también muchos otros valores y formas bonitas de pensar y de proceder en la vida. Son todas grandes personas. Gracias también por prestarme fragmentos de vuestras vidas para plasmarlos en este libro.

Por último y sobre todo, gracias inmensas a todas aquellas personas que van a dedicar un poco de su tiempo a leer lo que he escrito aquí. Con que tan solo una persona me diga que mi libro la ha ayudado, ya habrá merecido la pena escribirlo.

Introducción

¡Bienvenida al maravilloso mundo de la sexualidad! A solas o en pareja. Este libro está pensado para que te liberes de prejuicios, te sientas más libre, explores y disfrutes al máximo de tu sexualidad. Es una invitación a embarcarte en un viaje de autodescubrimiento durante el que aprenderás a empoderarte y a deshacerte de los bloqueos mentales o emocionales que te inhiben.

Aunque lo he escrito dirigiéndome a una lectora mujer en el contexto de una relación heterosexual, el libro también vale para los hombres, quienes pueden aprender mucho sobre cómo dar placer, cómo alargar los momentos sexuales evitando la eyaculación precoz o cómo mejorar la relación de pareja. La sexualidad no es solo el coito; es intimidad, comunicación, afecto, confianza y mucho más. De todos estos temas hablo en estas páginas.

Las parejas LGTBIQ+ también podrán aplicar muchos de los consejos que comparto y obtener pautas para reconectar en pareja, para tener conversaciones íntimas y profundas o para recuperar la chispa en la relación cuando la rutina y el distanciamiento emocional han entrado en escena.

Quiero disculparme por no usar un lenguaje inclusivo. En lugar de «persona con vulva», he escrito «mujer» y en lugar de hablar de «personas con pene», digo «hombre». No debemos olvidarnos de que la sexualidad no es estática, sino fluida, de que las personas no somos totalmente heterosexuales u homosexuales, sino que todas estamos en algún punto medio del continuo y a lo largo de nuestra vida nuestras preferencias, fantasías y necesidades sexuales pueden ir cambiando. Cada individuo tiene su propia identidad de género y su orientación sexual. La diversidad nos enriquece como seres humanos y este libro es para todas, todos y todes, con o sin pareja.

No importa si llevas años en una relación estable o si estás buscando el amor, aquí encontrarás ideas para mejorar la conexión con tu pareja y avivar la pasión cuando la rutina se instala en vuestra vida. Aprenderás a conocerte mejor, a explorar tu cuerpo, y descubrirás la masturbación como fuente de placer, individual o en pareja. Comprenderás la importancia de las fantasías y cómo pueden despertar tu sexualidad adormecida, y hallarás consejos para realizar ciertas prácticas.

Este libro no pretende tratar disfunciones sexuales. Para ello es necesario hacer una evaluación exhaustiva de los determinantes y mantenedores del problema y desarrollar un tratamiento específico. Los tratamientos estandarizados no suelen funcionar, porque cada persona es única y cada pareja tiene sus particularidades, pero espero que puedas obtener información, aplicar algunas pautas y realizar ejercicios que te ayuden a solventar pequeñas dificultades y mejorar tu vida sexual y de pareja. Tampoco hablo de las precauciones que hay que llevar a cabo para evitar enfermedades de transmisión sexual ni de los comportamientos de higiene necesarios, porque considero que se tiene en cuenta.

También es un libro que puede resultar útil a muchos terapeutas. En los manuales de terapia de pareja y sexualidad aprendemos qué es lo que tenemos que hacer, pero cómo hacerlo es lo difícil. Después de veinte años de práctica clínica en el Instituto de Psicología Psicode, he tenido que desarrollar mi creatividad para implementar los conocimientos teóricos y plasmarlos en ejercicios prácticos y tareas para casa. Muchos aparecen aquí y puedes aplicarlos en las terapias con tus pacientes. Cometí errores en el camino, por ello, desgloso muy bien los ejercicios para que vosotros no los repitáis.

Recojo además aquí algunos relatos eróticos. Mientras lo escribía, pensé que si el objetivo del libro era despertar tu sexualidad, tenía que aportar mi granito de arena con alguna historia que invitase a ello.

Pero no quiero mentirte, vendértelo como la receta del éxito con orgasmo garantizado. No es un manual de recetas infalibles. Te aseguro que, si las hubiera, las compartiría. Es más bien una guía que pretende animarte a experimentar, a comunicarte abiertamente con tu pareja y a descubrir tus deseos más profundos.

Estoy aquí para acompañarte en este viaje y brindarte herramientas para que te sientas empoderada y libre en tu propia piel.

Así que, querida lectora, te invito a sumergirte en estas páginas llenas de erotismo y amor. El placer está al alcance de tu mano. Toma las riendas de tu sexualidad y conviértete en la protagonista de tu propia historia erótica.

1

El orgasmo

> El orgasmo es un momento de plenitud y liberación en el que nos conectamos con nuestra propia esencia y la del universo.
>
> CARL JUNG

Nunca he llegado al orgasmo

«No sé si he llegado al orgasmo alguna vez. He notado cosas, pero no sé si era un orgasmo o no».

Esta frase la he oído muchas veces en consulta.

En mi opinión, creo que esto es lo que pensamos las mujeres cuando nunca hemos tenido un orgasmo. Te surgen dudas porque has llegado a experimentar altos niveles de excitación, pero no has identificado bien esas contracciones musculares ni el pico de intensidad característico del orgasmo. Te puedo garantizar que en el momento en que lo sientas por primera vez no tendrás ningún tipo de duda, lo sabrás con certeza. Y te darás cuenta de que no lo buscaste, probablemente no lo esperabas ni siquiera. Simplemente llegó.

Durante el orgasmo, se producen contracciones involuntarias del suelo pélvico que te producen mucho placer, es una sensación de liberación intensa.

La forma más fácil de llegar al orgasmo para la mujer es mediante la estimulación del clítoris, un órgano muy sensible que posee aproximadamente diez mil terminaciones nerviosas y cuya función es proporcionarnos placer, además de facilitar la reproducción.

Según un estudio de 2020 publicado en la revista *The Journal of Sexual Medicine*, entre el 76 y el 80 por ciento de las mujeres requieren la estimulación directa del clítoris para alcanzar el orgasmo y solo un 30 por ciento consigue llegar a través de la penetración vaginal.*

Así que, si tienes ganas de sentir un orgasmo por primera vez, no lo busques por vía vaginal, porque te resultará más complicado, estimula tu clítoris.

Llegar al orgasmo es similar al proceso del sueño. Estás despierta y notas que tienes sueño, pero no eres consciente del momento exacto en el que te quedaste dormida porque no lo buscaste, simplemente el sueño te invadió. Aunque es cierto que, si tenemos cierto grado de control sobre la llegada del orgasmo, podemos frenarlo o dejarnos llevar cuando nos abandonamos a las sensaciones de placer.

* Estos y otros datos interesantes puedes leerlos en el libro *Clítoris* publicado por Platanomelón en marzo de 2024.

Cuanto más busques tener un orgasmo, menos lo conseguirás. Cuanto más intentas dormir, más te desvelas.

Una de las primeras tareas que proponemos los psicólogos a los insomnes consiste en estar sin dormir durante un día entero: «Es fundamental que esta noche no duermas nada. Cada media hora deberás anotar en una hoja la hora que es, y debes completar este registro. Es muy importante que lo hagas, que no duermas, para que vaya bien el tratamiento».

(El siguiente párrafo contiene *spoiler*, así que si tienes pensado ir a terapia para que te ayuden a dormir, no sigas leyendo).

Cuando el paciente vuelve a la consulta con su registro de las horas... ¡eureka! ¡Resulta que esa noche ha dormido! Y lo hizo plácidamente durante horas. «¿Cómo es posible? Si llevaba meses sin dormir unas horas seguidas», suelen decir.

¡No es casualidad! La técnica usada se llama intención paradójica y consiste en prescribir al paciente la tarea contraria a lo que queremos conseguir. Si te prohíbo dormir, dormirás y si te obligo, no lo harás. Así es como funciona nuestro sistema nervioso autónomo: hace lo opuesto a lo que pretendemos. Y tanto el sueño como la respuesta sexual están regidos por el sistema nervioso autónomo.

También en terapia sexual usamos la intención paradójica al inicio del tratamiento de problemas de erección en hombres y de problemas para llegar al orgasmo en mujeres.

Si eres hombre y estás leyendo esto, lo habrás comprobado por ti mismo en muchas ocasiones. Seguro que has tenido una erección que no has podido controlar en el momento más inadecuado e inoportuno, por ejemplo, en la playa, y has tenido que tumbarte boca abajo. Y también habrás tenido un gatillazo alguna vez y por mucho que lo intentaste, o lo intentó tu pareja, no hubo manera de recuperar la erección.

Así funciona nuestro cuerpo

El ser humano posee dos sistemas que regulan y controlan su funcionamiento: el sistema nervioso central (SNC) y el sistema nervioso autónomo (SNA).

Hagamos una prueba. Si te pido que hables ¿puedes hacerlo en este instante? ¿Y si te pido que camines? Obviamente, la respuesta es sí.

Ahora te pido que disminuyas tu temperatura corporal tres grados, ¿puedes hacerlo? ¿Puedes hacer más rápido la digestión? ¿Y filtrar más despacio la orina con el riñón derecho? Imagino que esto te costará más, ¿verdad? Es más, te garantizo que no podrás hacerlo, porque son funciones corporales involuntarias dirigidas por el sistema nervioso autónomo, que funciona solo, sin que tú hagas nada.

El SNC, compuesto por el cerebro y la médula espinal, coordina acciones voluntarias y también involuntarias del cuerpo a través del sistema motor: podemos caminar o mover las manos cuando nosotros queramos. Tenemos control sobre ello.

El SNA, por su parte, consta de dos subsistemas principales:

- El sistema nervioso simpático (SNS), que activa el organismo y las respuestas de «lucha o huida» propias de la ansiedad. Nuestro cerebro detecta una amenaza y pone en marcha este sistema para defendernos, para huir del peligro o luchar contra él. Es un mecanismo de supervivencia que nuestro cuerpo trae de serie.
- El sistema nervioso parasimpático (SNP), que promueve la relajación y, como su nombre indica, «para al simpático».

Estos dos subsistemas trabajan en conjunto para mantener el equilibrio del cuerpo y la homeostasis. Por ejemplo, cuando el simpático activa el organismo, hace que aumente la temperatura corporal. Cuando esa temperatura es excesiva, el parasimpático activa las glándulas del sudor para refrigerar el cuerpo. Así se mantiene estable. Si recuperamos el ejemplo del sueño, diríamos que el SNP nos induce el sueño y que el SNS nos despierta.

Es importante mencionar aquí cómo funcionan estos dos subsistemas porque nuestra respuesta sexual también se activa con el SNP. Necesitamos estar relajados para excitarnos y llegar al orgasmo. Si nos ponemos nerviosos porque nuestro cerebro detecta «un peligro», se desencadena la ansiedad (SNS activado) y nuestra respuesta sexual se bloquea.

Hay que reconocer que el conjunto está bien diseñado. Imagina que estás en la sabana africana y ves un león. ¿Es el momento de practicar sexo, allí, junto al león? ¡Claro que no, es el momento de huir! Nuestro cerebro detecta el peligro, activa el simpático y pone en marcha todos los mecanismos corporales necesarios para escapar. Aumentan la frecuencia cardíaca y la respiración para que el corazón pueda bombear sangre a todas las células del cuerpo y nuestros músculos se tensan para poder correr.

Nuestro cerebro está en alerta y, al igual que activa los sistemas que son útiles para la supervivencia en ese momento, desactiva aquellos que no lo son. Así, el sistema reproductor se paraliza, como ocurre con la digestión. Si tenemos un león delante, no vamos a pararnos a comer para alimentarnos nosotros, por lo que el sistema digestivo al completo se bloquea: las glándulas de la saliva dejan de producir, por eso tenemos la boca seca cuando estamos nerviosos, y los intestinos detienen su funcionamiento, lo que nos provoca diarrea (de ahí la expresión «cagarse de miedo»).

Estos son solo algunos ejemplos de cómo funcionamos fisiológicamente.

En nuestro día a día, tenemos ansiedad porque enviamos a nuestro cerebro mensajes de peligro. Obviamente, ese peligro no es un león que nos vaya a comer. En realidad, sentimos ansiedad porque anticipamos peligros, vemos leones que no existen, nuestros leones son miedos psicológicos.

En el terreno sexual, por ejemplo, tenemos mucho miedo al rechazo del otro. En el caso de los hombres, el miedo puede ser a hacer el ridículo porque no se les levanta o a que se les baje en el momento de ponerse el preservativo; y en el de las mujeres, a no saber besar, a hacer o decir algo inadecuado porque se sienten inexpertas sexualmente, a que no les guste nuestro cuerpo, etc. En todas estas situaciones, el cerebro detecta un peligro y activa el sistema nervioso simpático. Resultado: bloqueo de la respuesta sexual.

Así, el SNA juega un papel crucial en el sexo, tanto en hombres como en mujeres. Necesitamos estar relajados para que nuestro cuerpo funcione bien sexualmente. Durante la fase de excitación, el SNP se activa y dilata los vasos sanguíneos, aumenta el flujo sanguíneo en la zona genital y favorece la erección en los hombres y la lubricación vaginal, la erección de los pezones y del clítoris o el engrosamiento de la vulva en las mujeres (entre otros síntomas).

Chicas, más de una vez os habrá pasado que estando con un chico ha tenido un problema de erección y, por desconocimiento, habéis pensado que la responsabilidad era vuestra: «No le gusto lo suficiente y por eso ha perdido la erección». ¡Error! Lo más frecuente es justo lo contrario. Cuanto más le gustas, más posibilidades hay de que se ponga nervioso y más probable es que pierda la erección. Ante una chica que no le atraiga tanto, está más relajado porque no teme perderla y se deja llevar.

Lo mismo nos ocurre a las mujeres, aunque nuestros síntomas son menos notorios. Ellos tienen más complicado disimular porque la pérdida de erección es muy visible, pero si nosotras nos ponemos nerviosas en el encuentro sexual, dejaremos de lubricar, sentiremos dolor con la penetración, disminuirá nuestra excitación y no llegaremos al orgasmo.

Aunque hay muchos otros factores que pueden estar influyendo, si descartamos causas biológicas, muchos de los problemas sexuales tienen origen psicológico y están muy relacionados con lo explicado anteriormente.

La anorgasmia se define como la dificultad o la incapacidad persistente o recurrente para alcanzar el orgasmo, a pesar de haber una adecuada excitación sexual, en pareja o con la masturbación. Las causas de la anorgasmia pueden ser físicas (problemas de salud, trastornos hormonales, efectos secundarios de medicamentos o drogas, etc.) o psicológicas (ansiedad, depresión, experiencias traumáticas previas, etc.). En este libro solo trataremos las psicológicas, así que lo primero que debes hacer si no consigues llegar al orgasmo es acudir al médico para descartar cualquier motivo médico o biológico que te pueda estar afectando.

Aunque se suele asociar más a la mujer, la anorgasmia también afecta a los hombres. Los hay que eyaculan sin tenerlos y los hay que los tienen sin eyacular, aunque lo habitual es que ambas cosas se produzcan conjuntamente.

En los hombres, un trastorno sexual muy común y que sería similar a la anorgasmia en la mujer es la eyaculación retardada, conocida también como aneyaculación o retraso eyaculatorio. Se define como la dificultad o la incapacidad para eyacular, ya sea durante la actividad sexual en pareja o mediante la masturbación, a pesar también de una excitación sexual adecuada.

Seguro que alguna vez has estado con un chico que tardaba mucho tiempo en eyacular o incluso has dado por terminada una relación sexual por agotamiento físico sin que él consiguiera llegar al orgasmo. Y quizá, de nuevo erróneamente, has pensado que el chico tenía mucho aguante y que tal vez tú no le excitabas lo suficiente o no le sabías dar el placer que buscaba. Puede ser, claro que sí, pero lo más probable es que él estuviera bloqueando su respuesta sexual con algún pensamiento negativo (ellos también tienen complejos, miedos e inseguridades) o que tuviera un problema de eyaculación retardada y entonces eso es algo que le ocurre siempre o casi siempre, independientemente de la chica con la que esté. No tiene nada que ver contigo.

Fases de la respuesta sexual

Si retomamos las definiciones de anorgasmia y de eyaculación retardada, verás que en ambos casos se especifica: «... a pesar de una excitación sexual adecuada». ¿Qué significa esto? Pues que para que llegue el orgasmo, antes debemos pasar por la fase de excitación y de meseta.

Fueron William H. Masters y Virginia E. Johnson quienes, en la década de 1960, hablaron por primera vez de las diferentes fases de la respuesta sexual. Ellos fueron pioneros en el estudio de la sexualidad, tanto de los hombres como de las mujeres, y los resultados de sus investigaciones sentaron las bases del conocimiento actual.

Masters y Johnson hablaron de cuatro fases y más tarde, Helen Kaplan incluyó la fase de deseo sexual, como fase previa y esencial de la respuesta sexual:

1. Fase de deseo: la persona siente interés sexual. Este puede desencadenarse por estímulos físicos, sensaciones corporales que implican la activación de los sentidos, o por estímulos emocionales o cognitivos, como una fantasía, por ejemplo.
2. Fase de excitación: nuestro cuerpo experimenta cambios físicos en respuesta al deseo sexual. Aumenta el flujo sanguíneo en los genitales, se produce la erección en el hombre y la lubricación en la mujer, así como la erección de los pezones o del capuchón del clítoris o el engrosamiento de la vulva. Aumenta también la frecuencia cardíaca, la respiración se acelera y se tienen sensaciones placenteras en todo el cuerpo.
3. Fase de meseta: la excitación se mantiene estable en un punto alto.
4. Fase de orgasmo: tiene lugar el clímax de la respuesta sexual, con intensas sensaciones de placer y liberación de la tensión sexual. En los hombres suele ir acompañado de la eyaculación y en la mujer se producen contracciones rítmicas de los músculos del suelo pélvico.
5. Fase de resolución: el cuerpo regresa al estado de reposo y los cambios fisiológicos se revierten. Los hombres pasan por un periodo refractario, que es

un tiempo de descanso que su cuerpo necesita para recuperarse antes de volver a iniciar una nueva respuesta sexual. Las mujeres pueden experimentar orgasmos múltiples sin necesidad de pasar por ese periodo refractario.

Estas fases suelen ser comunes, aunque pueden variar en función de la persona.

Cuando alguien acude a terapia por un problema sexual, es preciso descubrir en cuál de las fases se da (puede ser en todas) y si sucede cuando está en pareja o también en solitario con la masturbación.

Diferencias en la respuesta sexual del hombre y la mujer

La respuesta sexual del hombre tiende a darse más rápido que la de la mujer, aunque no es así en todos los casos.

Aunque depende de cada persona, por lo general, en el hombre la excitación se desencadena más fácilmente con estímulos visuales o físicos, tienen erecciones de forma rápida.

La respuesta sexual de la mujer es más gradual y la excitación va aumentando poco a poco. También es más compleja, el nivel de excitación puede fluctuar y puede llegar a tener varios orgasmos seguidos.

Aunque no son reglas universales, hay que tenerlo en cuenta. Si una pareja comienza a besarse y a estimularse al mismo tiempo, lo más habitual es que el hombre tenga que parar de vez en cuando para bajar su nivel de excitación y seguir estimulando a la mujer para que el de ella, en contrapartida, aumente. Si no, el hombre puede llegar al orgasmo cuando la mujer aún está empezando a excitarse. Solo conseguiremos llegar al orgasmo simultáneamente si vamos adaptando los ritmos de cada uno, y uno espera al otro o viceversa. Por esta razón, es muy importante comunicarse, con palabras directamente o bien dando muestras de excitación con gemidos o acentuando la respiración.

Todas hemos visto escenas de cine en las que una pareja comienza a besarse de forma apasionada, se quitan rápidamente la ropa y, sin ninguna estimulación extra, él adopta la postura del misionero y la penetra. Ambos están inmersos en una excitación increíble y juntos llegan al orgasmo. Es ficción. En la realidad, no todo es tan simple ni tan fácil. Hay muchos factores, no solo fisiológicos, sino también emocionales y psicológicos, que intervienen en el momento de tener una relación sexual.

Lo normal es que la mujer necesite una estimulación previa para alcanzar la excitación de modo gradual y que el orgasmo llegue con la estimulación del clítoris.

Cada mujer es única y cada pareja también, no se puede generalizar, pero las curvas de respuesta sexual de unas y otros son diferentes.

Como ya he dicho, el hombre necesita recuperarse tras el orgasmo (antes de volver a tener una erección) y su periodo refractario va aumentando con la edad. La mujer, en cambio, tan solo necesita unos diez o doce segundos para volver a excitarse, por esa razón puede tener varios orgasmos seguidos.

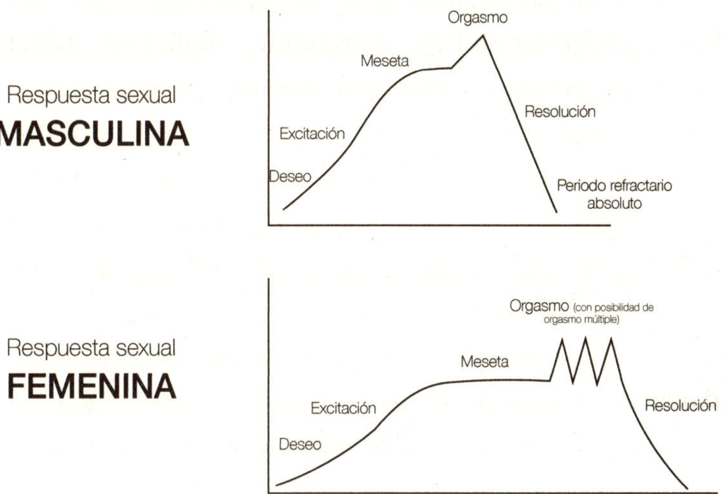

Posibles problemas sexuales

En la imagen superior podemos ver las diferentes fases de la respuesta sexual en hombre y en mujeres. La fase de excitación aumenta de manera gradual en la mujer y de manera más brusca en el hombre. También, la fase de meseta es más larga en la mujer, por lo que suele tardar más en alcanzar el orgasmo.

En la fase de deseo:

1. Deseo sexual hipoactivo o bajo deseo sexual: falta

de motivación para tener sexo. Puede darse una disminución o una ausencia total del deseo.

2. Trastorno de aversión al sexo: rechazo intenso y persistente hacia cualquier forma de actividad sexual. Puede tener su origen en experiencias traumáticas o relaciones sexuales dolorosas previas. La persona siente miedo o ansiedad durante las relaciones sexuales.
3. Deseo sexual compulsivo: es lo contrario a la falta de deseo. Supone experimentar un deseo sexual excesivo que interfiere en la vida cotidiana y en las relaciones personales.
4. Deseo sexual hiperactivo: también conocido como hipersexualidad o ninfomanía en mujeres y como satiriasis en hombres. El deseo sexual es excesivo y recurrente, difícil de satisfacer, y conlleva comportamientos sexuales compulsivos.

En la fase de excitación pueden darse problemas que afectan a la capacidad para alcanzar dicha excitación.

1. Disfunción eréctil: incapacidad persistente para lograr o mantener una erección lo suficientemente firme como para tener relaciones sexuales satisfactorias. Puede deberse a factores físicos, psicológicos o a una combinación de ambos. No hay que confundir la pérdida de una erección en un momento puntual con un trastorno; este ocurre de manera continuada y afecta significativamente a la persona.

2. Trastorno de la excitación genital femenina: dificultad persistente o recurrente para sentir excitación genital, lo que dificulta la sensación de placer.
3. Vaginismo: espasmo involuntario de los músculos que rodean a la vagina que impide la penetración. Normalmente produce dolor en la mujer y entre las causas más frecuentes está la fobia a la penetración, el miedo al dolor o traumas previos.

En la fase de meseta aparecen los problemas relacionados con mantener el nivel de excitación alcanzado.

En los hombres, se manifiesta en dificultades para mantener la erección. Las mujeres experimentan una disminución en los síntomas de excitación.

Algunas de las causas psicológicas que provocan este tipo de problemas son la ansiedad de rendimiento, las distracciones mentales o los problemas en la relación de pareja.

En la fase de orgasmo:

1. Anorgasmia: explicado anteriormente.
2. Eyaculación precoz: eyaculación que se produce antes de lo que el hombre o la pareja desean. Es un problema de control del impulso eyaculatorio muy asociado a la ansiedad en las relaciones sexuales.
3. Eyaculación retardada: explicado anteriormente.
4. Dispareunia o dolor durante el orgasmo. Puede tener causas físicas (problemas médicos, secuelas de una cirugía, etc.) o psicológicas.

Todos estos problemas sexuales tienen solución. Si identificas alguno de estos síntomas, no dudes en pedir ayuda profesional o en acudir a terapia sexual.

No es necesario tener pareja para empezar a resolver un problema de este tipo, aunque es cierto que la colaboración de esta es fundamental en la mayoría de los tratamientos.

Pero veamos un caso real.

Javier, de veintiocho años, acudió a mi consulta por un problema de disfunción eréctil.

El médico le había recetado Cialis y le había recomendado acudir a terapia psicológica. Javier mostraba mucha angustia ante su problema, no quería perder a su novia, con la que llevaba tan solo cuatro meses. Al evaluarlo, me contó que él nunca había tenido problemas de erección, pero que tenía muy poca experiencia sexual. Se había enrollado con chicas con las que había tenido sexo, pero esa era la primera vez que tenía novia y que se había enamorado. «Tengo mucho miedo a perderla, necesito resolver esto porque, si no, me va a dejar».

Su primera dificultad de erección se dio el día que se conocieron. «Yo estaba muy nervioso porque me gustaba muchísimo María. Habíamos bebido bastante, nos enrollamos y todo iba bien hasta el momento de la penetración. En ese momento se me bajó la erección y aunque ambos lo intentamos, no pudimos hacer nada, así que nos fuimos a dormir, aunque yo no pude. A la mañana siguiente, volvimos a probar y me pasó lo mismo. María me preguntó si yo era gay y se puso a llorar.

»Desde ese día ya han pasado cuatro meses y estamos muy bien juntos, pero ella me ha dicho que si no resuelvo esto, me va a dejar. Ella lo ha pasado muy mal por este tema antes. Tuvo un novio con quien quería casarse y él tenía problemas de erección. A ella no le importaba, porque le quería, pero antes de la boda el chico la dejó por otro chico, le confesó que era gay. Ella no quiere volver a vivir lo mismo y aunque yo le he explicado que a mí me gustan las chicas y que no soy gay, no me cree del todo. La verdad es que ninguno de los dos sabemos por qué me ocurre esto, hasta yo empiezo a cuestionármelo».

Este es un claro ejemplo de cómo afecta la ansiedad a la respuesta sexual.

Javier estaba nervioso ante su primera relación sexual con María. Presentaba ansiedad de rendimiento y temor al fracaso. Estaba más pendiente de hacerlo bien que de disfrutar del encuentro con ella. Eso, unido al alcohol y a la inseguridad de Javier por su inexperiencia, disparó la ansiedad y se bloqueó sexualmente. Fue una situación incómoda, además, porque María no se lo tomó bien. Él no pudo dormir, preocupado por lo que había pasado, pensando que había hecho el ridículo. En consecuencia, al día siguiente la experiencia fue peor aún y María terminó llorando y cuestionando la orientación sexual de él.

Desde entonces, el pánico que tenía a perderla le impedía excitarse.

Cómo reacciona la pareja ante la pérdida de una erección también es importante, influye mucho en el curso del problema. Así, hubiera sido muy diferente si María, la primera vez que les ocurrió, le hubiera tranquilizado diciéndole que no pasaba nada y si hubieran seguido besándose y disfrutando uno del otro sin llegar al coito. No fue así porque ella tenía un trauma previo y reaccionó de esa manera tan intensa, lo que supuso un elemento extra de presión para él. En resumen, hicieron un castillo de un granito de arena.

El tratamiento fue sencillo. En el momento en que ella le dijo que no lo iba a dejar por ese problema él se tranquilizó y las erecciones volvieron. Empezaron con encuentros sencillos que les ayudaron a retomar el sexo poco a poco, sin la presión de tener que llegar a la penetración, y él ganó confianza en sí mismo. Se convenció de que no tenía ningún problema sexual y entendió que, si estaba tranquilo, todo iría bien, tan solo le bloqueaba el miedo.

Claudia, de veintinueve años, acudió a mí porque, según ella, no podía llegar al orgasmo estando con un chico; sin embargo, aseguraba que podía llegar fácil y rápidamente cuando se masturbaba.

Evalué su historia sexual. Había estado con pocos chicos. Su primera relación sexual con penetración había sido con su primer novio. Los dos eran inexpertos y él apenas había dedicado tiempo a estimularla, había ido directo a introducir el pene en su vagina y en pocos minutos había terminado. En los meses siguientes, las relaciones entre ellos siempre sucedieron del mismo modo. A ella apenas le daba tiempo a excitarse y cree que él tampoco era muy habilidoso con las caricias.

Un día, él le dijo: «¿Y si eres frígida?». A partir del momento en que su novio la diagnosticó del supuesto problema, ella empezó a preocuparse mucho.

Con los siguientes chicos con los que estuvo, ya no tuvo relaciones sexuales de forma natural, dejándose llevar. Estaba nerviosa, más pendiente de su nivel de excitación, de cómo lo hacía, de qué estaba sintiendo y siempre pensando: «No me excito lo suficiente, no llego al orgasmo. Quiero llegar. No llego, tengo un problema». Esa continua autobservación se agravaba con la presión que ella misma se autoimponía por querer agradar a los chicos con el «regalo» de su orgasmo. Cuanto más se autoexigía llegar al orgasmo, más lejos estaba de conseguirlo. Cada relación sexual en la que no lo alcanzaba, era catalogada por ella como un fracaso más que perpetuaba la creencia de que era frígida.

El término «frigidez» se usaba antiguamente para describir la dificultad de una mujer para sentir placer o llegar al orgasmo, pero en la actualidad está obsoleto y ya no se usa en el ámbito clínico.

Tal y como describe Helen S. Kaplan en su libro *Manual ilustrado de terapia sexual*, en el pasado se creía que las disfunciones sexuales estaban causadas por profundos conflictos inconscientes originados en la infancia y que únicamente tenían solución tras pasar por una larga e intensa terapia psicoanalítica.

Después de las investigaciones de Masters y Johnson y

de las aportaciones de otros enfoques de la psicología, sabemos que muchos de estos problemas tienen causas mucho más superficiales, como la anticipación del fracaso en la propia relación sexual, la ausencia de información y los mitos y creencias falsas, la falta de experiencia, la inseguridad superficial de la persona o los problemas de comunicación, entre otras.

En ocasiones, con una breve intervención se resuelve el problema. Otras veces, son cuestiones más profundas las que hay que abordar, como ocurre con los traumas por abusos sexuales en la infancia.

Desde mi propia experiencia, y aunque siempre digo que los problemas sexuales son de dos y que se resuelven entre dos, es necesario hacer primero algunas sesiones de terapia individual con la persona que presenta el síntoma para buscar el origen y empezar a trabajar. Después, se iniciará la terapia sexual propiamente dicha.

Si alguno de los miembros de la pareja, o los dos, ya presentaba algún trastorno mental previo (de personalidad, obsesivo, de ansiedad, psicótico, depresión, adicciones, graves problemas de autoestima o inseguridades más profundas, etc.), la terapia se complica y requiere una intervención psicoterapéutica más extensa.

Yo suelo trabajar en equipo: derivo a la persona a terapia individual para que sea tratada por otro profesional y pospongo un tiempo la terapia sexual; también se da el caso de llevar a cabo ambas terapias en paralelo. No hay fórmulas universales; después del proceso de evaluación, se diseña el tratamiento. Cada pareja tiene sus particularidades.

En ocasiones, es la propia relación de pareja la que está fallando. Hay parejas que tratan de resolver un problema sexual cuando, en realidad, hay una guerra interna oculta entre ellos. En estos casos, la hostilidad no manifiesta dificulta todas las tareas sexuales que se prescriben en terapia. Incluso ante indicaciones iniciales muy sencillas muestran resistencia y boicotean el tratamiento, a veces uno, a veces el otro, a veces los dos. Ante una situación así, es necesario sacar a la luz la ira contenida, las decepciones, la sed de venganza y el deseo de alejarse del otro antes de seguir prescribiendo tareas que, ya de antemano, como terapeutas, sabemos que no van a funcionar.

Del orgasmo al multiorgasmo

El multiorgasmo femenino es la capacidad de una mujer de experimentar múltiples orgasmos en una sola sesión sexual sin necesidad de recuperación (recuerda que nosotras no precisamos periodo refractario).

El orgasmo femenino puede ser experimentado de diferentes maneras: penetración vaginal, estimulación del clítoris, del punto G o de otras zonas erógenas... La forma más fácil de alcanzarlo, para la mayoría de las mujeres, es estimulando la parte externa del clítoris.

A priori, todas las mujeres somos susceptibles de tener orgasmos múltiples, así que si no lo has experimentado nunca, te animo a que lo intentes. Sin embargo, como estamos viendo, ya sabemos que esto depende de muchos factores:

- Excitación sexual previa, no solo física, sino también mental. Cuanto más excitada estés, más probabilidades tendrás de experimentarlo.
- Adecuada estimulación de las zonas erógenas de todo el cuerpo, no solo los genitales (pechos, clítoris, punto G y otras áreas del cuerpo sensibles). Cada mujer tiene sus preferencias, por lo que la comunicación en pareja es primordial.
- Relajación y conexión emocional. Un ambiente de confianza e intimidad reduce la ansiedad y aumenta el placer.
- Estado de buena salud general. Factores como la fatiga, el estrés, los desequilibrios hormonales, las condiciones médicas, el consumo de drogas, un mal estado de los músculos del suelo pélvico o problemas psicológicos y emocionales afectan a la respuesta sexual.
- Autoexploración y conocimiento del propio cuerpo y de las preferencias sexuales. Cuanto más te conoces a ti misma, más posibilidades tienes de experimentar este placer.

Hay mujeres que pueden experimentar varios orgasmos consecutivos durante una misma sesión mientras que otras pueden tener orgasmos múltiples separados por cortos intervalos de tiempo.

En el momento del orgasmo, sientes una liberación de intenso placer. Tus genitales están congestionados y el clítoris tiene gran sensibilidad. Prueba luego a dejar descansar tu cuerpo unos segundos y continúa estimulándote (sin hacerlo directamente sobre el clítoris). La mejor forma es presionar rítmicamente el punto G, con los dedos o con un juguete sexual. Lo importante es que sigas, que, aunque hayas descargado y te hayas quedado satisfecha después del primer orgasmo, no salgas de la situación sexual.

Algunas mujeres indican que descubrieron su capacidad multiorgásmica porque al llegar al orgasmo su pareja continuó con la estimulación.

Doble orgasmo en el *Titanic*

«Cuando yo tenía veintisiete años, a mi encantadora madre la despidieron del trabajo. Ella, en lugar de dramatizar, nos sorprendió a mi padre y a mí regalándonos un crucero por el Mediterráneo. ¡Cuánto tiempo hacía que no viajábamos los tres! Al principio pensé que sería un viaje aburrido, pues mis padres no son precisamente la definición de la palabra «fiesta», pero me equivoqué. Quizá haya sido uno de los mejores que he hecho hasta la fecha.

»Durante nuestra parada en Marsella, mis padres congeniaron con un matrimonio de Sevilla y rápidamente se hicieron amigos inseparables. Mi madre tiene esa habilidad. Ellos viajaban con su hijo mayor, que debía de tener dos o tres años más que yo. Debo admitir que cuando le conocí no me gustó. Era un chico muy normal, bajito, aunque un pelín más alto que yo, y no me resultó especialmente atractivo. Sin embargo, su personalidad sí me agradaba; era muy divertido y yo notaba que me prestaba mucha atención.

»Una tarde, yo estaba en la proa del barco y él se acercó a mí. Vimos juntos la puesta de sol y algo surgió entre nosotros. Nuestras palabras se entrelazaban entre miradas cómplices y él fijaba su mirada en mis labios. Por momentos, tenía la impresión de que se iba a lanzar a besarme. En ese instante, comprendí que yo le atraía. Recordé entonces la icónica escena de Jack y Rose en la proa del *Titanic* y una sonrisa traviesa se dibujó en mi rostro al imaginar una fantasía con él: yo quería ser Rose.

»Los días fueron pasando y a veces le descubría mirándome de reojo. Con su comportamiento dejaba evidente su atracción por mí. Me encantaba observar cómo me miraba. Sentirme deseada por él hizo que yo empezase a desearle también, la fantasía de mi cabeza era cada vez más elaborada.

»Durante las cenas con nuestros padres, ambos disimulábamos y apenas intercambiábamos miradas, pero él siempre buscaba discretamente acercar su pie para tocar el mío. Eso me ponía muy nerviosa. Y cuando avanzábamos por los estrechos pasillos hacia los camarotes, se las ingeniaba para rozar mi cintura con su mano. Yo, cuando notaba su tacto sobre mi piel, sentía un escalofrío que me envolvía.

»En cada puerto que visitábamos, nos las apañábamos para hacer la excursión juntos. Sentía un magnetismo que me arrastraba hacia él, como si no pudiésemos estar separados el uno del otro. Él también me buscaba a mí. Y así pasamos el resto del viaje, con nuestros padres, claro.

»Me descubrí a mí misma fantaseando con tener un momento a solas con él en algún rincón del barco. Pero eso no ocurrió hasta la última noche.

»El barco navegaba de regreso a Barcelona para poner fin a nuestra última travesía. Después de la cena, nuestros padres decidieron irse a dormir, pero él me dijo: "¿Nos quedamos y tomamos un mojito?". Yo respondí con entusiasmo: "¡Claro, mañana no tenemos que madrugar!". No sé si fue la conversación o los mojitos, pero cada vez nos mirábamos con más deseo. En un momento dado, me acarició la pierna y me agarró la mano. Cada vez se acercaba más a mí. Entonces, le propuse ir a pasear y ver las estrellas.

»Nos dirigimos a la zona de la piscina, ya estaba entrada la noche y estábamos solos allí. De repente, él sugirió que nos bañáramos, pero yo le dije que no teníamos bañador. Entonces, él propuso algo atrevido: "Podemos nadar desnudos, será una experiencia única". Accedí sin pensarlo dos veces.

»Nos quitamos la ropa y nos sumergimos en el agua. Me desafió a hacer una carrera nadando y sospecho que me dejó ganar. Él llegó unos segundos después y cuando yo me apoyé en el borde de la piscina, se me acercó por detrás y me abrazó. Permanecí inmóvil allí, sintiendo sus besos en mi cuello, en mi nuca y en la parte superior de mi espalda. Pegó su cuerpo al mío y empecé a notar cómo su erección crecía rozando mi trasero. Hacía frío esa noche, pero mi cuerpo se encendió en aquel instante.

»Comenzó a acariciar mi abdomen y la base de mis pechos. Mis pezones se erizaron y él empezó a tocarlos con delicadeza bajo el agua. Yo estaba nerviosa por si alguien de la tripulación nos descubría y, al sentir sus caricias, no pude contener la risa. En un segundo, me giró y me quedé frente a él, y con un beso apasionado acalló mi risa. Nos besamos, desnudos en el agua, sintiendo el calor que desprendían nuestros cuerpos. Su piel era muy fina y me enloquecía su olor.

»Me separó las piernas para que envolviera su cuerpo con ellas mientras me besaba. Sus dedos se deslizaron por mi cuerpo explorando cada centímetro. Sentí sus manos en mis nalgas y sus dedos iban buscando lentamente la humedad de mi vagina. Acarició mi clítoris sin dejar de besarme. Los dos estábamos tremendamente excitados. "Salgamos del agua", me dijo.

»Salimos de la piscina y nos secamos muy rápido, ansiosos por continuar la aventura. Me llevó hacia de una de las hamacas más escondidas y me susurró al oído: "Quiero comerte". Me tumbé y sus labios fueron recorriendo mi cuerpo, desde mi boca hasta mis pechos, mi abdomen y finalmente mi pubis. Abrió mis piernas con delicadeza y comenzó a explorar con su lengua. Con cada movimiento, mi cuerpo se encendía más y más. La combinación de su cálida lengua sobre mi fría piel erizaba todo mi cuerpo. Me devoró durante mucho tiempo. Yo miraba las estrellas desbordada de placer. Decidí cerrar los ojos y así evitar cualquier distracción. Era nuestra última noche juntos y quería disfrutarla al máximo. Deseaba que ese viaje no terminase nunca.

»Jamás había sentido una lengua darme tanto placer. "Si no paras, voy a terminar", le susurré. Él, en lugar de parar, intensificó más aún la succión de mi clítoris haciéndome llegar al éxtasis. Experimenté un orgasmo increíble.

»Cuando intenté apartarlo y retirar sus manos, él me detuvo: "Esto no se va a quedar aquí". Sus dedos se adentraron en mi vagina, empujando con fuerza. La sensación me gustaba. Nos besábamos apasionadamente mientras yo sentía sus dedos dentro de mí. Volví a excitarme de nuevo y él lo notó. Se tumbó sobre mí y comenzó a penetrarme. Nuestros cuerpos ardían. Yo movía la pelvis acompasándome con el movimiento de su cuerpo. Él estaba completamente tumbado sobre mí, de manera que su cuerpo rozaba mi clítoris, excitándome aún más. Me sorprendió metiendo uno de sus dedos en mi boca e invitándome a chuparlo sensualmente con mi lengua. Eso disparó mi deseo al punto máximo y, de repente, exploté de placer y volví a llegar al clímax. Era mi segundo orgasmo consecutivo. No podía creerlo. "El multiorgasmo existe", pensé.

»Le pregunté cómo quería terminar él. Se levantó y yo, sentada en la hamaca, le complací con mi boca. Casi estaba amaneciendo cuando nos besamos por última vez y nos fuimos a dormir, cada uno por su lado.

»Al llegar a Barcelona, nos despedimos. Volví a Madrid rota de dolor, anhelando volver a verlo. Sentía que habíamos tenido una conexión especial. Hablamos por WhatsApp alguna vez, pero poco más.

»Siete meses después, me escribió diciéndome que venía de viaje a Madrid. Me emocioné pensando en nuestro reencuentro. Cuando nos vimos, algo había cambiado. No sentí nada especial, no me pareció nada atractivo. Hablamos del viaje, pero la conversación ya no fluía entre nosotros. No detecté ni un solo signo de atracción en su mirada. Toda la magia que habíamos compartido se había desvanecido, se había quedado en el crucero.

»En la actualidad, seguimos conectados por redes sociales y veo cómo evoluciona su vida, pero él nunca volvió a escribirme, ni yo tampoco a él».

2

Bloqueos emocionales y mentales

> La autoaceptación en sexualidad nos permite liberarnos de las expectativas sociales y vivir nuestra propia verdad sin temor al juicio de los demás.
>
> MICHEL FOUCAULT

La importancia de los pensamientos

> La calidad de nuestros pensamientos determina la calidad de nuestra vida.
>
> MARCUS AURELIUS

Quiero que leas lentamente este breve relato sobre cómo partir un limón y que, a medida que lo vayas leyendo, lo vayas imaginando:

> Partir un limón es un acto aparentemente sencillo pero que encierra un sinfín de sensaciones y experien-

cias. Al tomar un limón en tus manos, sientes su textura suave y ligeramente rugosa, sus contornos redondeados y su peso ligero.

Con determinación y cuidado, sostienes el limón en una mano mientras con la otra coges un cuchillo afilado. El cuchillo se desliza con facilidad, abriendo el limón en dos mitades perfectas. El aroma cítrico y refrescante llena el aire, y estimula tus sentidos y despierta tu apetito. Al separar las dos mitades, revelas su interior jugoso y vibrante. Las gotas de zumo ácido se escapan y resbalan por tus dedos, provocándote una sensación fresca y revitalizante.

Ahora, coges una de las mitades del limón y la acercas a tu boca. La llevas a tus labios y la exprimes sobre tu lengua. En ese momento, sientes una explosión de sabor ácido y refrescante. El jugo se mezcla con tu saliva, creando una combinación única de dulzura y acidez. La intensidad de esta fruta cítrica se transmite a tu paladar, produciendo una sensación única en cada bocado.

Después de leerlo, responde a esta pregunta: ¿qué has sentido?

Espero que te gusten los limones. Si ese es el caso, lo más probable es que hayas notado cómo tu boca se llenaba de saliva. «Se me ha hecho la boca agua —confesarás—. Incluso se me han saltado las lágrimas imaginando el ácido del limón». «En este momento, un limón no, pero un granizado sí me lo tomaba encantadísima». Estas son algunas de las respuestas de quien ha escuchado mi relato del texto.

¿Qué has sentido tú?

Este es un ejemplo claro de cómo nuestra mente y nuestro cuerpo están conectados. Si piensas cosas, pasan cosas en tu cuerpo. El simple hecho de pensar en un limón ha generado una respuesta fisiológica en ti, que es la salivación.

Ahora probemos con otro ejercicio. Cierra los ojos y durante unos minutos piensa en uno de los días más felices de tu vida, con todos los detalles que recuerdes. Recréate en ello. Cuando lo hayas visualizado y lo hayas disfrutado, abre los ojos y sigue leyendo.

¿Qué has sentido?

Posiblemente, te haya invadido un sentimiento de alegría al recordarlo, o quizá nostalgia, esa emoción agridulce que nos asalta cuando pensamos en algo bueno que tuvimos en el pasado y que sabemos que no volverá.

Una cosa tan sencilla como recordar un día feliz puede cambiar tu estado de ánimo en un par de minutos.

Llevándolo al terreno de la sexualidad, si tienes pensamientos que te excitan, se producirán respuestas fisiológicas en tu cuerpo; si eres mujer, notarás, por ejemplo, lubricación vaginal o erección de los pezones y, si eres hombre, una erección.

El cerebro es el órgano sexual más importante que tenemos.

Las personas no nos excitamos viendo únicamente la imagen de un cuerpo. Esa imagen entra por nuestros ojos y es procesada por nuestro cerebro, y nos excitamos con los pensamientos que generamos al ver ese cuerpo, con lo que imaginamos que vamos a hacer y a sentir al tocarlo.

Todo lo que percibimos es subjetivo. Interpretamos lo que captan nuestros sentidos en función de nuestra historia de aprendizaje, a nuestras creencias y a otros filtros psicológicos y emocionales (miedos, traumas, experiencias gratificantes previas, etc.).

Así pues, un simple pensamiento puede hacernos sentir mucho o puede boicotearnos la experiencia.

Cualquier situación, en función de cómo la interpretes, puede hacerte sentir bien o mal. No son las situaciones en sí mismas las que nos causan las emociones, es nuestra interpretación de estas lo que hace que nos sintamos de una u otra forma.

Pongamos un ejemplo.

Pedro le regala a Carmen un ramo de flores el día de los Enamorados y le dice que ese día saldrá pronto del trabajo para pasar la tarde con ella y celebrarlo.

Esta situación ¿es positiva o negativa? ¿Carmen se sentirá bien o mal por ello? Pues depende, porque no es el comportamiento de Pedro en sí mismo lo que le genera la emoción a Carmen, sino la interpretación que ella hace de esa situación.

Ella puede sentirse muy alegre pensando: «¡Qué detallista es! Se ha gastado un dinero en un ramo de flores y, además, va a salir antes del trabajo para pasar la tarde conmigo. ¡Con la cantidad de trabajo que tiene ahora...! Casi todos los días sale más tarde porque no le da tiempo a terminar todo. ¡Cómo se nota que me quiere!». Por el contrario, esta misma situación se puede tornar muy triste y decepcionante para Carmen si piensa: «¡Ni siquiera ha tenido tiempo de ir a comprarme un regalo, me trae flores porque la floristería le pilla de camino! No se esfuerza, no me valora lo suficiente. Hoy sale pronto del trabajo porque, si no, sabe que me enfado. Le he pedido muchas veces que salga antes y siempre me ha dicho que no puede porque tiene mucho trabajo. Ya... Está claro que si quiere, puede hacerlo. Qué decepción, no se ha esforzado ni lo más mínimo. ¡Yo esperaba una sorpresa mejor!».

Como vemos, la misma situación puede ser positiva o negativa tras pasar por el filtro de las expectativas de Carmen.

No hay personas perfectas. Tu pareja cometerá fallos siempre. Depende de cómo interpretes tú ese fallo: si los relativizas y no les das importancia, apenas te afectarán y podrás sobrellevarlos.

Las expectativas son muy importantes. Aquellas personas que tienen unas expectativas no realistas y muy altas sobre el otro caerán rápidamente en la decepción. Y al contrario, cuanto menos exigimos, más felices somos porque aceptamos lo que nos dan con agradecimiento.

Ocurre lo mismo con las expectativas que tenemos de nosotras mismas. Si somos muy perfeccionistas y autoexigentes, nos sentiremos mal a menudo.

Cuando analizamos de dónde vienen nuestros pensamientos automáticos negativos y por qué unas personas tienen unos y otras personas, otros, descubrimos que debajo de ellos están nuestras creencias. Estas están muy arraigadas porque las hemos interiorizado en la infancia, en el seno de la familia en la que nos hemos criado, o quizá son consecuencia de experiencias de vida que nos han marcado. Es importante analizarlas y, si es necesario, cuestionarlas e intentar cambiarlas.

En la terapia sexual con mis pacientes, para simplificar, les hago diferenciar entre pensamientos excitantes, que son aquellos que nos producen deseo y excitación, y pensamientos cortarrollo, pensamientos negativos que boicotean nuestra respuesta sexual y nos bajan la excitación. También tenemos pensamientos distractores que pueden disminuir la excitación, pero de forma menos brusca.

El primer ejercicio que te voy a proponer consiste en que, si notas que pierdes la excitación en algún momento, a solas o con tu pareja, te pares y analices qué estás pensando.

Del mismo modo, examina tus pensamientos excitantes, aquellos que, sin saber por qué, te hacen llegar al éxtasis: mirar la cara de placer del otro, sentir que le quieres profundamente mientras hacéis el amor, centrarte en el placer sexual que sientes cuando te toca, sentirte poderosa y sexy cuando te da placer o cuando te ves ante el espejo teniendo sexo, por ejemplo.

Pregúntate también si tienes pensamientos distractores mientras tienes relaciones. «Tengo que tender la ropa», «Cuánto polvo tiene la lámpara», «estas sábanas de franela dan mucho calor». Estos pensamientos te distraen del presente y disminuyen tu excitación.

A muchos chicos les ocurre que en el momento de ponerse el preservativo pierden la erección. Es un elemento distractor. Si esto sucede, no hay que preocuparse, la erección fluctúa y puede perderse y recuperarse. Solo hay que estar relajado, no darle importancia y volver a centrarse en el erotismo de la escena sexual.

Es probable que durante tus relaciones sexuales surjan pensamientos negativos, pero que no hayas sido consciente.

Ejemplos de pensamientos negativos pueden ser los siguientes: «No soy atractiva», «No le estoy gustando», «No tengo experiencia y seguro que se da cuenta», «Tengo las tetas caídas», «No me gusta mi cuerpo», «Quiero llegar ya al orgasmo, pero me cuesta», «Tengo algún problema porque no me estoy excitando», «Voy a perder la erección», «Estoy haciendo el ridículo», «Esto no es adecuado», «Cuando me ponga el preservativo, se me va a bajar», «No le gusta lo que le hago, se está aburriendo»...

Cuando tengas una relación sexual y notes que no te excitas lo suficiente o que no llegas al orgasmo, es muy importante que analices lo que estás pensando. ¿Ha aparecido algún pensamiento negativo sobre ti misma o sobre el otro?

Son nuestros bloqueos mentales.

Pensamientos negativos que aparecen ante el cunnilingus

La mejor manera de que una mujer llegue al orgasmo es a través de la estimulación del clítoris y, más aún, de la estimulación oral del clítoris con la técnica del cunnilingus. Sin embargo, he conocido a muchas mujeres en terapia que no dejaban que sus parejas les realizaran sexo oral.

Cuando evalúo las causas, me encuentro con que, cuando lo han probado, no lo han disfrutado y por eso no quieren repetir. Pero ¿por qué no lo han disfrutado?

Por supuesto, la causa puede haber sido que el chico no fuese habilidoso en la técnica, pero en la mayoría de los casos el motivo fundamental es que surge algún pensamiento o alguna emoción que hace que la chica no se deje llevar por las sensaciones placenteras. Aparecen sentimientos de culpa, de vergüenza o de ansiedad producidos por sus propios pensamientos negativos. Algunas mujeres piensan: «Lo está haciendo únicamente por complacerme, realmente no le gusta». ¿Y tú?, ¿acaso no haces cosas en la cama para complacerle a él? A la mayoría les encanta hacerlo, pero incluso si tu pareja solo lo hace por darte placer y no quiere hacerlo, te lo dirá. Ellos suelen ser más claros que nosotras y les suele costar menos decir no»

Pero vayamos más allá. Imagínate que no se atreve a decirte que no. ¿Qué problema hay? ¿No te mereces ser complacida por él? ¿O es que te valoras muy poco y no crees que valgas la pena tanto como para que alguien haga esfuerzos por ti? No mines tu autoestima de esta manera. Empezar a valorarte pasa por permitir que los demás hagan esfuerzos por ti (en todas las áreas de tu vida, no solo en la sexual).

Te lo mereces. Deja que te dé placer. Te ayudará a quererte más a ti misma, te lo garantizo.

Otro pensamiento negativo frecuente ante el cunnilingus es creer que estás tardando mucho y que él se está cansando. ¿Realmente estás tardando? La percepción del tiempo es subjetiva, no se viven igual treinta segundos tumbada en el sofá que treinta segundos haciendo *burpees* en el gimnasio. ¿De verdad se está cansando? ¿Eres adivina? Y si así fuera, ¿qué pasa? ¿Se va a morir? Seguro que se cansa más haciendo *crossfit* y sigue yendo cada semana porque el resultado final lo merece. ¿No crees que también él quiere esforzarse por obtener el resultado de tenerte satisfecha sexualmente? En la pareja, han de esforzarse los dos. ¿O no te cansas tú haciéndole una felación? ¿Se preocupa él por si te cansas o te dice que sigas un poquito más?

Elimina ese pensamiento negativo de tu mente y disfruta de las sensaciones.

Más pensamientos negativos: «Lo está haciendo más rápido porque ya está nervioso esperando que yo termine». ¿Realmente es así? De nuevo, estás jugando a leer la mente del otro. Quizá lo hace más rápido porque cree que así te gusta más. La solución es fácil: comunícate y dile «Continúa, pero más despacio».

¿Quieres oír más?

«Seguro que huelo mal». La vagina es un órgano que tiene autolimpieza, así que únicamente debes lavarte por fuera. Si notas un olor muy fuerte, acude a tu médico porque puedes tener una infección. Pero una vez la infección se pase, no olerá mal. Olerá como tiene que oler.

«Mis genitales son feos». ¿Con los de quién los estás

comparando? Cada mujer tenemos los nuestros y hay mucha diversidad natural, tanto en forma como en apariencia. Labios mayores y menores más grandes, más pequeños, más claros, más oscuros, apertura vaginal más ancha, más estrecha, clítoris más grande, más pequeño, con el glande oculto, con el glande visible, con el glande encapuchado, con el glande protuberante... No existe una forma ideal o normal de la vulva, todas lo son.

Consejo para los chicos que hacen cunnilingus:

- Déjale claro que te gusta hacerlo y que tú también lo disfrutas.
- Dile que no hay prisa, que tenéis todo el tiempo del mundo.
- Comunícale que cuando te canses y quieras parar, se lo dirás.
- Piropea sus genitales, hazle saber que tiene una vulva preciosa y que te encanta mirarla.

De este modo, la ayudarás a superar esas barreras psicológicas que, aunque no te lo haya dicho, le impiden disfrutar.

Otros pensamientos negativos que nos boicotean

En ocasiones, acuden a tu cabeza recuerdos de errores sexuales pasados o situaciones en las sentiste vergüenza y te bloquean. También hay personas con celos retrospectivos que lo pasan mal en las relaciones sexuales porque se imaginan a su pareja con una persona del pasado disfrutando más o creen que está pensando en ella durante el encuentro sexual. Las personas con trastornos de la alimentación pueden tener dificultades porque no quieren exponer su cuerpo desnudo. Los chicos pueden acomplejarse con el tamaño de su pene o con tener michelines. Los factores psicológicos que intervienen en nuestra sexualidad son múltiples.

A veces, las causas no son tan evidentes y no se revelan con solo analizar los pensamientos negativos más superficiales. Esa es la parte consciente, lo que conocemos de nosotros mismos, pero hay otra parte que no somos capaces de ver, creencias que tenemos arraigadas, que nos producen culpa o vergüenza, y no somos conscientes de cuánto nos afectan.

Hay personas muy complacientes a quienes les cuesta aceptar que los demás hagan cosas por ellas; por tanto, prefieren siempre dar placer a recibirlo. Otras, en cambio, tienen personalidad paranoide y necesitan recibir placer antes de ofrecerlo porque, si no, sienten que se están aprovechando de ellas. Nuestra personalidad también determina nuestra sexualidad.

También hay casos en los que la causa directa de la disfunción sexual es una mala relación de pareja. Si sientes que no eres feliz en tu relación o que tu pareja te trata mal, aunque tú quieras desearle y tener relaciones sexuales con él, tu cuerpo responderá somatizando tu malestar y bloqueará tu excitación, incluso generará aversión a cualquier acercamiento sexual con él.

Pero analicemos con más detalle las causas más frecuentes de los bloqueos sexuales.

Preocupación por el aspecto físico

> La verdadera belleza no radica en la perfección física, sino en la aceptación de uno mismo y la confianza en quien eres.
>
> Ralph Waldo Emerson

El aspecto físico es importante porque determina, en gran medida, que una persona nos atraiga sexualmente.

Todos tenemos un prototipo de persona que nos atrae. Sin embargo, cuando alguien ya te ha entrado por los ojos y os habéis gustado mutuamente, lo que ocurra en el terreno sexual no tendrá que ver tanto con el aspecto físico como con otros factores. Más que un cuerpo perfecto, nos atrae la actitud sexual de una persona, su capacidad de seducción, su conversación, cómo nos trata en la cama, su olor, su manera de tocarnos, su forma de besar y un largo etcétera. En el sexo participan todos nuestros sentidos, no solo la vista.

¿Nunca te has sentido sexualmente atraída por alguien que no responde a tu prototipo y que no tiene un físico especialmente atractivo? Podemos excitarnos muchísimo y tener unos orgasmos increíbles con alguien que no nos atrae físicamente, así que dejemos de preocuparnos de si hemos engordado, de si ya no tenemos el cuerpo de antes, de si se nos ha caído el pecho después de la maternidad o de si nos hemos depilado hoy. En la cama, da igual la celulitis, de verdad.

Por supuesto, también los hombres se preocupan mucho por su aspecto físico y se sienten inseguros cuando no se ven bien, lo que disminuye su deseo sexual.

Todos envejecemos y nuestros cuerpos cambian a medida que cumplimos años, pero eso no significa que tengamos peores relaciones sexuales. Es más, suele ser al contrario: cuantos más años tenemos, más satisfactorias son nuestras relaciones sexuales, porque ganamos confianza en nosotras mismas y nos despojamos de tabús y creencias limitantes.

La apariencia física nos influye más a nosotras mismas que al otro. Cuando nos miramos al espejo y nos gustamos, nuestra actitud es otra, ligamos con más seguridad, nos atrevemos más y nos sentimos más seguras y cómodas durante el encuentro sexual, por eso es importante cuidarse, arreglarse y sentirse guapa. Pero es por nosotras.

Podemos boicotearnos con nuestros propios pensamientos negativos o sentirnos las reinas del mambo si tenemos pensamientos positivos.

Nuestra autoestima sí influye, y mucho, en nuestro comportamiento sexual. Dada la cultura que hemos heredado, la autoestima de la mujer suele depender mucho de su físico y de su valía como buena cuidadora (buena madre, buena esposa, buena amiga, etc.). La autoestima del hombre, en cambio, se sustenta más en su estatus socioeconómico y en su rendimiento sexual. Actualmente, esto está cambiando y no hay tanta diferencia entre géneros. Los hombres se preocupan mucho más que antes por su apariencia y las mujeres, por tener buen rendimiento sexual.

Recuerdo el caso de una paciente que era modelo, pero que no se sentía bien con su cuerpo y evitaba tener relaciones sexuales con su novio. No quería exponerse a que él la viera desnuda y prefería siempre un ambiente con poca luz. Cuando la habitación era muy luminosa, no conseguía excitarse, su mente se llenaba de pensamientos negativos en los que ella misma rechazaba su cuerpo. Era modelo, sí. Tenía un cuerpo perfecto y era guapísima, pero ella no se veía bien. Muchas de vosotras pensaréis: «¿Cómo es posible?».

La autoestima (cuánto me quiero) no solo depende de mi autoconcepto (cómo me veo), sino también del ideal con el que nos comparamos. Las personas perfeccionistas suelen fijarse estándares muy altos que nunca terminan de alcanzar, de ahí que su autoestima puede ser baja.

Ella no se veía bien, había partes de su cuerpo que no le gustaban y, además, se comparaba con otras modelos con mejor cuerpo que ella.

Vino con su novio a terapia y el motivo era la aversión al sexo que ella había generado. Evitaba las relaciones sexuales y el problema se fue agravando porque él era muy insistente, le reclamaba sexo continuamente y le reprochaba sus pocas ganas. Para evitar que él se molestara, ella accedía a tener sexo sin ganas, se forzaba a sí misma y, por supuesto, no disfrutaba. Solo quería que acabase cuanto antes. Con el paso del tiempo, ella no solo llegó a evitar el sexo, sino también las muestras de cariño hacia él. «Si le abrazo o le doy un beso, él se excita y no quiero, porque rápidamente me lleva a la cama. No quiero calentarle», decía. Ella solo le mostraba cariño en aquellas situaciones incompatibles con el sexo, por ejemplo, cuando salía de casa para ir a trabajar o cuando estaban con amigos.

Cuanto ella más huía, más insistía él. Gran error: no daba nunca opción a que ella se acercase, siempre quería estar toqueteándola y era demasiado insistente buscándola sexualmente. El error de ella fue acceder a muchas relaciones sexuales durante las cuales incluso llegó a sentir dolor porque no estaba excitada. Pero ella quería agradarle, no quería que se rompiera la relación y no era clara a la hora de comunicarse con él y expresarle lo que le ocurría.

El trabajo en terapia no fue fácil.

Como primera pauta, les prohibí tener sexo y los animé a que primero recuperasen las muestras de cariño y de afecto. A ella, esto la tranquilizó mucho porque sabía que podría besarlo, tocarlo y abrazarlo sin estar obligada a tener relaciones. A él no le gustó tanto, pero entendió que era el único camino posible: empezar a sentar los cimientos de la casa para luego poder construir el tejado. El reconoció su parte de responsabilidad en el problema, lo comprendió y respetó los ritmos de la terapia.

Con ella hubo que hacer un importante trabajo para que, primero, se reconciliara con su cuerpo y lo aceptara.

Le propuse que empezase a masturbarse ella sola para recuperar el deseo y la satisfacción con su propia sexualidad.

Fueron avanzando paso a paso. Empezaron teniendo relaciones por iniciativa de ella. Pactamos que debían diferenciar bien los momentos de cariño de los momentos que llevaban al sexo. Así, ella se sentía libre de poder darle muchas muestras de amor y tenía el control sobre las relaciones sexuales. Poco a poco, todo se normalizó. Ella aprendió a decir no cuando no le apetecía y él a respetarla. Quizá no tenían relaciones con tanta frecuencia como él quería, pero sabía que cuando ella se acercaba, era porque lo deseaba y lo disfrutaba.

La preocupación por el cuerpo puede limitarnos mucho sexualmente.

El caso más grave es el trastorno dismórfico corporal (TDC), por el que la persona que lo sufre se obsesiona con defectos que percibe en su físico. Suelen ser preocupaciones exageradas que no se corresponden con la realidad y que las hace estar continuamente comparándose con otras personas e intentando corregir, ocultar o disimular esos «defectos». Muchas recurren a la cirugía estética, pero nunca quedan satisfechas, así que vuelven una y otra vez a retocarse. No son conscientes de que el problema no está en su cuerpo, sino en la percepción distorsionada que tienen de este debido a su trastorno mental.

Las personas con TDC suelen tener dificultades para mostrar su cuerpo desnudo en la relación sexual.

Por suerte, es un trastorno que se soluciona con terapia psicológica, pero es necesario que pidan ayuda a un profesional para resolverlo.

Miedo a perder el control

> El verdadero poder no radica en tener el control absoluto, sino en tener la capacidad de adaptarse y fluir con los cambios.
>
> Lao Tzu

Ya he mencionado en el capítulo anterior que, en el sexo, lo ideal es permitir que fluyan las cosas. Es fundamental dejarse llevar y no intentar controlar los procesos que están regidos por el SNA.

Las personas excesivamente controladoras tienen miedo a dejarse llevar. La sensación de no controlar sus respuestas corporales, físicas y emocionales les asusta porque no saben lo que va a ocurrir o hasta dónde van a llegar. Esa sensación de incertidumbre les da miedo y en el momento en que empiezan a notar sensaciones que se les escapan a su control activan el sistema de alerta en su cuerpo, su ansiedad y son incapaces de relajarse.

Recuerdo el caso de una paciente, con mucho miedo a descontrolarse que se manifestaba en todas las áreas de su vida, no solo en el terreno sexual.

Cuando bebía se tomaba dos cervezas y comenzaba a sentir esa desinhibición que da el alcohol, dejaba de beber para volver a recuperar su estado inicial. Le daba pánico no poder controlar su mente o su comportamiento. Incluso cuando se relajaba en una sesión de yoga o meditación, también se asustaba, porque eran sensaciones desconocidas para ella.

En el trabajo, le costaba delegar y tenía que supervisarlo todo. En casa, contrató a una persona para que se encargase de las tareas domésticas, pero luego ella recolocaba todo de nuevo o revisaba las prendas antes de meterlas en la lavadora para evitar desteñidos. También le costaba dar autonomía a sus hijos por miedo a que les pasara algo si ella no estaba atenta para protegerlos. Su nivel de estrés diario era muy alto. Se cargaba de responsabilidades y tareas en exceso.

A su miedo a perder el control se añadía su personalidad excesivamente perfeccionista, evitaba continuamente el error, que era percibido por ella como una catástrofe. Estaba desbordada, no podía llegar a todo porque el día solo tiene veinticuatro horas. Terminaba agotada y solo quería dormir para descansar su mente.

Ella no vino a mi consulta por un tema sexual, sino porque sentía que estaba siempre irritada y que les gritaba mucho a sus hijos. Sentía que estaba todo el tiempo de mal humor y no sabía cuál era el motivo. Con su marido también se sentía distante emocional y sexualmente. Hacía años que no llegaba al orgasmo y que no disfrutaba de las relaciones sexuales.

En la terapia nos centramos en que ella fuera liberándose de sus miedos, en que aprendiera a dejarse llevar y a tolerar la incertidumbre, el no controlarlo todo. Fue un proceso gradual en el que, a medida que se iba descargando de cosas que hacer, su nivel de estrés iba bajando y su irritabilidad, desapareciendo.

El último objetivo de terapia que abordamos fue mejorar la relación con su marido, recuperar la conexión con él a nivel emocional y su vida sexual, que, después de su segundo embarazo, era prácticamente inexistente.

Dejó la terapia cuando se encontró bien en su día a día, cuando mejoró la relación con sus hijos y con su marido. Pero nos quedó pendiente resolver sus dificultades para llegar al orgasmo porque, según ella me decía: «El sexo tampoco me interesa tanto».

El observador externo

> La verdadera libertad en sexualidad radica en aceptarnos a nosotros mismos tal y como somos, sin juicios ni prejuicios.
>
> Carl Rogers

Otro de los bloqueos más frecuentes que se dan durante las relaciones sexuales se produce cuando sales de la escena para evaluar desde fuera cómo lo estás haciendo, como si de un observador externo se tratase. Este observador nunca es benévolo ni te empodera, solo está ahí para amplificar tus fallos y ponerte alerta anticipando que las cosas pueden ir mal. Te hace un examen y pone nota a tu rendimiento. ¿Y quién no se pone nerviosa en un examen?

Tu observador externo te juzga con dureza y te compara con estándares sexuales impuestos que determinan lo que es deseable socialmente. Con ello, mina tu confianza y tu autoestima, te presiona y hace que te sientas insegura ante tu propia sexualidad; y, por supuesto, reduce tu excitación, estropeando el momento y limitando tu disfrute.

Deja de autobservarte y céntrate en lo que estás viviendo. Mantente inmersa en la situación, sé espontánea y siéntete libre de expresarte. De ese modo, disfrutarás de ser tú misma en el sexo.

La autoevaluación crítica que se hacen a sí mismas las personas autoexigentes provoca que se centren más en su rendimiento sexual que en dejarse llevar por las sensaciones placenteras: cómo tendría que estar comportándome, qué debería estar sintiendo, qué nivel de excitación debería haber alcanzado ya, debería estar disfrutando más, tendría que haber tenido un orgasmo... Por poner algunos de los múltiples ejemplos.

Podrás detectar si tu mente está en modo observador externo si analizas qué estás pensando en el momento en que no consigues excitarte. Los pensamientos «debería» o los «tengo que» están presentes de forma continua en la mente de las personas autoexigentes. ¿Cuántas listas de tareas pendientes haces en tu cabeza o incluso plasmas en un papel? ¿Qué ocurre cuando no las cumples? Estos pensamientos solo sirven para generarnos frustración y para enfadarnos con nosotras mismas. Estas emociones negativas, en lugar de ayudarte, te hunden más y te desmotivan.

Si este tipo de pensamientos te suenan y afectan a tus relaciones sexuales, mi consejo es que empieces a cambiar el chip en tu día a día, al margen de tu sexualidad. Deja de hacer listas y listas de cosas por hacer. Ya sé que sientes mucha satisfacción, incluso euforia, cuando tachas una tarea realizada, pero tu perfeccionismo siempre te pedirá más, hacerlo mejor, ¿verdad? A la larga, te darás cuenta de que nunca completarás esa lista.

Las redes sociales son una maravillosa herramienta para hacernos sentir mal comparándonos con gente que parece ser brillante en todo lo que hace. Sustituye esas listas de deberes por listas de deseos, retos, metas o sueños que te animen a ser la mejor versión de ti, sin compararte con nadie. Un pequeño truco mental es cambiar las frases que empiezan con «debería» por frases que empiecen con «me gustaría». Ese ligero matiz en el lenguaje interno puede variar mucho el resultado emocional. En inglés, supondría cambiar *I must* por *I would like*.

Si yo me planteo que me gustaría hacer algo o desarrollar cierta habilidad y no lo consigo, no me siento tan frustrada ni culpable. Además, si afrontamos las cosas desde el bienestar emocional, podemos adquirir fuerzas para conseguir nuestra meta. Solo si te sientes bien, podrás llevar lo que te propongas a cabo.

Entrenar esta manera de comunicarte contigo misma en el día a día hará que te resulte más fácil trasladarlo a tu vida sexual.

Ejemplos de pensamientos «debería» en el terreno sexual: «Debería satisfacer a mi pareja en todo momento», «Debería estar segura de mí misma y que no se note mi inexperiencia», «Debería haber hecho dieta para adelgazar», «Debería tener más deseo sexual y estar siempre dispuesta», «Debería estar más excitada», «Debería llegar al orgasmo», «Debería tener fantasías sexuales más normales», «Debería ser multiorgásmica»...

Y en el caso de los chicos: «Debería tener una erección firme y duradera», «Debería tener el pene más grande», «Debería controlar mi eyaculación precoz», «Debería saber cómo satisfacerla para que llegue al orgasmo».

Practica la autoaceptación, sé tú misma en el terreno sexual, no te compares con nadie. No tienes que evaluarte, eres válida, única y sexual tal y como eres. No tienes que ser más ni menos. Deja la racionalidad a un lado. Piensa menos y siente más.

Me siento mal después de tener sexo, me siento utilizada

> Valorarse sexualmente implica reconocer y honrar nuestros deseos, necesidades y límites, sin permitir que otros impongan sus expectativas sobre nosotros.
>
> AUDRE LORDE

Si terminas una relación sexual con este sentimiento, es muy probable que te frustres y que en tu cabeza empiece a generarse la asociación sexo-experiencia negativa. Si eso ocurre varias veces, tu deseo sexual comienza a disminuir. Si tienes pareja, intentarás evitar el sexo y si estás soltera, se te quitarán las ganas de conocer a alguien.

Si has tenido esa sensación después de practicar sexo con alguien nuevo, posiblemente no ha habido conexión emocional y únicamente lo has vivido como algo físico, te ha faltado la implicación emocional del otro. Es una persona desconocida, así que no hay toda esa parte de intimidad y afecto que le da sentido al sexo.

Si te ha pasado con tu pareja, algo os está ocurriendo. Es el momento de hablarlo y de intentar mejorar la relación en otras áreas antes de seguir teniendo sexo solo porque toca. No lo dejes pasar.

Es frecuente sentirse así en el «mundo Tinder», donde quedas para conocer a alguien y de repente te ves envuelta en un encuentro sexual que quizá no habías anticipado. Hay chicos que son cariñosos, empáticos, que escuchan y que te hacen sentir bien en una cita porque tienen esas habilidades sociales y no tienen miedo a expresar afecto. Al terminar, te llenan de besos y, aunque se despiden de ti al cabo de un rato, te hacen sentir bien. Otros, sin embargo, no son tan buenos escuchando, no te piropean, apenas te besan y carecen de empatía. No vamos a pensar que son unos egoístas que van a lo suyo, porque eso incrementa más aún la sensación de sentirte utilizada. Seamos más benévolas y prácticas.

No podemos generalizar. Yo atiendo a chicos en consulta que son así y son sus propios miedos, inseguridades y falta de habilidades los que hacen que se comporten de un modo tan frío.

Da igual como sea: si te quedas con la sensación de que has sido utilizada, tómalo como un aprendizaje para la siguiente ocasión y no permitas que esa experiencia anule tus ganas de seguir teniendo sexo.

¿Tenías ciertas expectativas del encuentro sexual y no se han cumplido? ¿Esperabas, por ejemplo, que él mostrara más interés o afecto después del sexo y no ha sucedido? Si ha sido con tu pareja, hazle saber que para ti es importante y dile cómo te gustaría que se comportara la próxima vez. Es muy probable que él no necesite afecto después del orgasmo y que no sepa que tú sí.

¿Sientes que ha ejercido demasiado poder o dominación sobre ti y por eso te has sentido utilizada? Entonces, es el momento de replantearte el perfil de chico que te gusta en la cama. Quizá para ti sea más excitante tener el control. O bien simplemente deseas una relación igualitaria en la que no existen diferencias de poder en el sexo. Habla con tu pareja sobre ello. Y si estás soltera, busca chicos que no sean dominantes.

¿Has hecho algo que no te apetecía simplemente por complacerle? Si ha sido así, comprométete contigo misma para no repetirlo. Sé valiente a la hora de decir no y establece tus límites desde el principio. Es cuestión de práctica. Si te lo planteas como un objetivo, cada vez te costará menos hacerlo y te sentirás mejor.

¿Las motivaciones de ambos eran diferentes? Puede darse el caso de que una persona busque una relación emocional mientras que la otra quiera únicamente vivir una experiencia física sin compromiso. Esto puede generar en la primera el sentimiento de sentirse utilizada. Aclaradlo antes.

¿Has sentido que tus necesidades y deseos no fueron tenidos en cuenta? Suele ocurrir cuando no se han comunicado las expectativas de una manera clara o cuando no se han establecido límites con antelación. Si tienes pareja, debes hablarlo con ella. Si te ha pasado con una persona desconocida, obviamente no había confianza para esa comunicación previa y ha demostrado poco interés en complacerte. Mejor no vuelvas a quedar. Y si lo haces, hazle saber que no te gustó cómo se comportó.

Valórate más y reivindica tu derecho al placer.

Traumas del pasado

A veces, los problemas no se solucionan con solo cambiar nuestros pensamientos negativos, no es tan fácil. Existen bloqueos emocionales que van más allá de lo meramente superficial. Son aquellos provocados por algún trauma previo.

Los casos más graves que me he encontrado en las sesiones de terapia han sido los de personas con problemas sexuales que, en su mayoría, tienen su origen en traumas profundos: abusos sexuales en la infancia, violaciones, experiencias sexuales desagradables o relaciones de maltrato, entre otros.

En esos casos, la única solución es hacer terapia psicológica para resolverlo y poder disfrutar de la sexualidad.

3

Despertar mi propia sexualidad

> Conócete a ti mismo y conocerás el universo.
>
> SÓCRATES

Empodérate y sedúcete a ti misma

Seducirse a una misma es un viaje de autoconexión y autoatracción en el que te conquistarás y generarás amor propio y aceptación. Es un proceso de autodescubrimiento y autocomplacencia que te ayudará a construir una bonita relación contigo misma.

Déjame ayudarte a iniciar este camino.

1. Explora tus fortalezas

Toma lápiz y papel, y haz una lista de las que consideres que son todas tus virtudes, habilidades y puntos fuertes de tu personalidad. Puedes pedir ayuda a las personas de tu entorno para que te ayuden a configurar dicha lista. Dejarlo por escrito y releerlo contribuye a tomar más conciencia de ello.

Te puede ayudar pensar en los logros y éxitos del pasado. ¿Cómo los conseguiste? ¿Qué habilidades pusiste en práctica? Si, aun así, la lista de tus fortalezas se ha quedado corta, vamos a pedir la colaboración de alguien.

Cierra los ojos y piensa en una persona que te quiere mucho. Puede ser alguien que ya no está. Visualiza a esa persona delante de ti. Mira con detalle su apariencia, su cara y sus ojos. Si yo le preguntara a esa persona quién eres, ¿qué me diría de ti? Anota esas frases en alguna libreta que puedas consultar de vez en cuando para no olvidarte de la persona que eres.

2. Practica el autocuidado

Dedica tiempo y esfuerzo a cuidar de ti misma. Esto incluye una alimentación saludable, ejercicio, descanso y actividades que te hagan sentir bien.

Pero no solo debes cuidar tu físico. El autocuidado emocional es casi más importante. Párate a escuchar tus emociones e intenta manejar el estrés. Puedes meditar, hacer respiraciones conscientes o buscar apoyo en las personas de tu entorno. Rodéate de quien te aporte cosas bonitas y te acepte tal y como eres. No desaproveches tu valioso tiempo con gente que te resta energía. Piensa en ti.

3. Establece límites saludables

Aprende a decir no y establece límites claros en tus relaciones y en la manera en que te tratas a ti misma.

Haz valer tus necesidades y haz que los demás las respeten. Si te respetas a ti misma, los demás también lo harán. Al final, la gente nos trata como permitimos que nos traten.

4. Cuestiona tus pensamientos negativos

En los momentos en los que te sientas mal, párate un momento y analiza: ¿qué estás pensando? Eso que acaba de pasar por tu cabeza, o lo que pasó hace media hora, es lo que te está generando el malestar. Indagar en tus propios pensamientos es conocerte a ti misma.

Sácalos escribiéndolos en un papel. Ponerlos por escrito nos ayuda a tomar distancia y a verlos con otra perspectiva. Después ve cuestionándolos uno a uno y hazte la siguiente pregunta: «¿Estos pensamientos reflejan la realidad?». Piénsalo bien, ¿son realmente ciertos o son exagerados y extremistas? ¿Estás sacando conclusiones demasiado generales de un hecho puntual? ¿Qué es lo que ha pasado para que estés pensando así? Un hecho concreto no determina el tipo de persona que somos.

Después, plantéate lo siguiente: ¿le dirías a una persona a la que quieres todas esas cosas? ¿O serías más cauta y benévola? ¿Por qué a los demás los tratas bien y a ti no?

Y ahora, una última pregunta: ¿esos pensamientos negativos son tuyos, vienen de ti, o son réplicas de mensajes que otras personas te han dicho en el pasado? A veces, escuchar un mensaje de manera repetida hace que terminemos por interiorizarlo y por creerlo como si fuera una verdad absoluta. Bien, pues déjame decirte que la repetición no aumenta la veracidad de un enunciado. Que te lo hayan dicho muchas veces no significa que sea verdad.

Que hayas tenido, por ejemplo, unos padres demasiado críticos y exigentes que se olvidaban de decirte lo bien que hacías las cosas no significa que no tengas valor. Y si has tenido un novio que no paraba de criticarte y de culparte, que necesitaba siempre ganar las discusiones y que te ha dejado la autoestima por los suelos, pues con mayor motivo debes desechar todos esos pensamientos. Ni siquiera son tuyos, elimínalos.

5. Acepta tus imperfecciones

Al igual que tenemos nuestras virtudes, también tenemos nuestros fallos. Todos tenemos esa parte oscura que no queremos mostrar, todos. Nadie puede escapar de su parte fea. Piensa en ello e intenta sentirte bien contigo misma, esfuérzate por crecer y por ser, cada día, una versión mejorada de ti. ¡Puedes hacerlo!

La vida nos pone continuamente pruebas y obstáculos para que sigamos aprendiendo. Si crees que has fallado mucho hasta ahora, no te preocupes, te queda mucho camino por recorrer y pasarás por las mismas situaciones una y otra vez, hasta que aprendas.

Sin embargo, hay cosas que nunca podrás cambiar. Haz el compromiso contigo misma de aceptar también esa parte de ti. Quiérete y sé amable y compasiva contigo misma.

6. Perdónate por los errores del pasado

¿Te vienen a la cabeza recuerdos de errores que cometiste en el pasado? ¿Lo pasas mal cada vez que recuerdas algo e intentas apartarlo de tu mente? Déjalos salir una última vez, escríbelos y responde a esta pregunta: ¿qué aprendiste de ello?

Los errores son oportunidades de aprendizaje y el sentimiento de culpa que tenemos después cumple una importante función. La culpa nos hace ver que hemos actuado de forma contraria a nuestros valores y nos recuerda que no lo volveremos a hacer.

Si ya aprendiste esa lección, deja ya de castigarte y perdónate. Todos nos merecemos una segunda oportunidad.

7. Busca tus pasiones y ve a por ellas

¿Has pensado en aquellas cosas que harías sin cobrar? ¿Qué es eso que harías durante toda tu vida gratis? Esa es tu pasión.

Atrévete y trata de desarrollar tus talentos haciendo eso que te gusta. Te ayudará a sentirte realizada y conectada contigo misma. Confía en ti, desafíate y ponte metas para crecer personalmente. La autoconfianza es esencial en este camino de autoseducción.

En el momento en que nos planteamos un reto que nos saca de nuestra zona de confort, nos asalta el miedo disfrazado de pensamientos de inseguridad: «¿Y si me sale mal?», «¿Y si no soy capaz?», «¿Y si me estoy equivocando?». No hagas caso a estos pensamientos que te hacen dudar de tu objetivo. Ser valiente no es no tener miedo, todos lo tenemos, ser valiente es atreverse a pesar de tener miedo.

Y al final, si lo piensas, el resultado no es tan determinante como crees. El mero hecho de haberlo intentado te hará sentir bien y evitará que llegues al final de tu vida pensando que ni siquiera lo intentaste.

8. Practica la gratitud

Salud, dinero y amor. Piensa en estas tres cosas e imagina que tuvieras que vivir sin una de ellas lo que te queda de vida.

Muchísimas personas atraviesan momentos delicados de salud, tienen duros problemas económicos o pasan por una etapa de soledad derivada de conflictos con la familia o de una ruptura de pareja.

Así que si, al menos, tienes un poquito de esas tres cosas, siéntete agradecida por ello. Cometemos el error de poner el foco en lo que nos falta y no valoramos lo que tenemos.

Cierra los ojos y agradece las cosas buenas que tienes en tu vida y tus propias cualidades. Haz este ejercicio con regularidad.

9. Visualiza una imagen empoderada de ti misma

Cierra los ojos, relaja tu cuerpo y respira tres veces de manera profunda. Quiero que te veas a ti misma e imagines la mejor versión de ti, una cargada de seguridad y empoderamiento.

Guarda esa imagen en tu mente. Esa persona eres tú, es tu esencia.

¿Pretendes seducir a alguien?

> La seducción suprema no consiste en seducir a los demás, sino en ser irresistible para uno mismo.
>
> Friedrich Nietzsche

Para seducir a otros, primero tienes que empezar por ti misma.

Y recuerda, si a ti te puede atraer media humanidad, tú formas parte de esa mitad que le gusta a otros. No tienes que cambiar nada, siendo como eres vas a seducir, y mucho. Pero si, además, le pones un poco de ganas y de seguridad en ti misma, ¡ya lo tienes hecho!

Seducimos más con nuestra actitud que con nuestro cuerpo. Si te muestras segura y con una actitud positiva, aumentarás tu atractivo un cien por cien.

«Pero ¿cómo lo hago?», te preguntarás. Sé espontánea y expresa tus sentimientos. No hay nada más seductor que la naturalidad, mostrarte tal cual eres, sin filtros. Y no me refiero solo a los filtros de las fotos y que subimos a las redes y que tanto daño hacen a la estima propia y a la de los demás. Cuando subes una foto con filtro, estás disminuyendo tu autoestima de forma automática y reforzando tu inseguridad, pues el mensaje que mandas a tu cerebro es: «Si escondo mi imagen detrás de un filtro, es porque tal y como soy no soy válida para mostrarme públicamente». Te dañas continuamente. Deja de hacerlo y atrévete a subir una foto natural o simplemente no publiques nada que sea mentira.

Pero no, cuando hablo de ser espontánea y de presentarse al mundo sin filtros, no solo me refiero a la imagen, que, al fin y al cabo, es una banalidad. Hablo de mostrar seguridad en ti misma al decir aquello que piensas y al expresar tus sentimientos.

Muchas veces pensamos cosas que automáticamente empezamos a pasar por múltiples filtros mentales que nos frenan a decirlas. «Si lo digo, ¿qué va a pensar de mí?». Medimos tanto nuestras palabras que la conversación resulta artificial, superficial y escasa, porque la mayoría de las veces optamos por el silencio. Una vez más, cuando te quedas callada, el mensaje que envías a tu cerebro es: «Mi opinión no es importante».

Profundiza en las conversaciones, sin miedo. Atrévete a ser tú misma diciendo lo primero que se te pase por la cabeza. No intentes ser más correcta, educada o socialmente deseable. La espontaneidad hace que una conversación fluya. Y si no tienes nada que decir, no rellenes los silencios con temas banales, deja que el silencio permanezca.

Y a la hora de comunicar tus sentimientos actúa exactamente igual. No tengas miedo y exprésalos.

Arriesga y sé tú misma. Para seducir, tienes que ser tú.

Al margen de querer seducir a nadie, si te muestras al mundo tal cual eres y dejas de esconderte, mejorará tu autoestima y te sentirás empoderada. Disfrutarás de ti misma estando sola, con tu propia compañía.

Bueno, creo que ya me he extendido bastante en este apartado e imagino que tú compraste este libro porque querías leer sobre sexo, ¿verdad? Pues vamos allá.

El ritual de arreglarse para una cita

Dedícate un ritual el día que tengas una cita. Y si no tienes cita, organiza una contigo misma.

Prepárate sin prisas y con tiempo. Date un baño relajante, depílate, péinate, maquíllate, échate crema, arréglate las uñas, etc. Todo lo que te ayude a sentirte bien con tu aspecto.

Pon música alegre, que te anime. Uno de mis pacientes

me contó que antes de salir de fiesta con el objetivo de ligar, escuchaba en bucle la canción *Mi gran noche*, de Raphael, ¡y le funcionaba! Esa canción le ayudaba a empoderarse, a ilusionarse con la idea de conocer a una chica esa noche y a dejar a un lado sus inseguridades. Salía de casa con la actitud de comerse el mundo «de ser el puto amo», como él decía. La música nos ayuda. ¿Estás pensando ahora en esa canción que te anima a ti? ¿No tienes una? ¿Y a qué estás esperando para encontrarla? Haz una lista de canciones que te activen, te empoderen y te hagan sentir bien. Si te gustas a ti misma, tu actitud cambia, te sientes más poderosa y dejas salir a la diosa que llevas dentro. Visualiza el éxito, créetelo.

Si estás soltera y no quieres ligar, prepárate igualmente para verte guapa y disfrutar de ti. El encuentro sexual contigo misma también se merece todos los preparativos del mundo porque eres especial.

Masturbación

> La masturbación es una herramienta para el autoamor y el autocuidado.
>
> Sue Johnson

¿Te masturbas?

Es una de las preguntas que suelo hacer en consulta. Necesito saberlo para conocer el nivel de deseo sexual de la persona y porque es algo que proponemos para tratar muchas disfunciones sexuales, tanto en el hombre como en la mujer.

Masturbarse consiste en autoestimularse para conseguir placer sexual, con independencia de que la persona llegue o no al orgasmo.

Antiguamente, muchas culturas rechazaban o incluso condenaban la masturbación, se aseguraba que podía causar daños físicos o trastornos mentales. Hoy sabemos que eso no es así y desde hace casi un siglo ya empezó a cambiar esa visión negativa.

Los estudios de Masters y Johnson de 1966 ya indicaban que era una práctica habitual en hombres y mujeres. Y aunque los resultados decían que era más frecuente en los primeros, también concluían que nosotras, a diferencia de ellos, obteníamos orgasmos más placenteros e intensos con la masturbación que con el coito.

Algunas de mis pacientes me confiesan que nunca se han tocado.

Tradicionalmente, a los hombres siempre se les ha permitido tener sexo y suelen empezar a masturbarse muy jovencitos. Así, nos llevan muchos años de ventaja en la práctica masturbatoria, pues siempre imperó la creencia de que la sexualidad masculina, cuanto antes, mejor; pero en la mujer, mejor cuanto más tarde.

La desigualdad de género es evidente, también en el ámbito sexual. El placer del hombre se ha ensalzado a lo largo de la historia y, sin embargo, el de la mujer se ha subestimado. La sexualidad femenina ha sido silenciada siempre. Y cuando no se habla de algo, es como si no existiera.

Este devenir histórico ha derivado en lo que conocemos como brecha orgásmica, que es la disparidad entre hombres y mujeres a la hora de alcanzar el orgasmo. Ellos los tienen en cada relación sexual mientras que nosotras a veces sí, a veces no y a veces nunca.

La brecha orgásmica se debe a diferentes factores, entre ellos, la presión social y cultural que celebra el placer masculino, la falta de conocimiento y comunicación sobre el placer sexual de la mujer, la falta de estimulación del clítoris durante las relaciones sexuales o las expectativas erróneas sobre el orgasmo femenino, entre otros. La educación que hemos recibido tiene mucho que ver en ello. Afortunadamente, las cosas están cambiando.

El sexo femenino era un tema tabú y de la masturbación ni siquiera se hablaba hasta que llegó la revolución del Satisfyer, que normalizó la autoestimulación de la mujer, y empezó a hablarse de ello con naturalidad y entre risas con las amigas.

El succionador del clítoris lo inventó el alemán Michael Lenke en 2014 junto a su esposa Brigitte, quien colaboraba probando los prototipos que él iba diseñando. Lo novedoso del Satisfyer es que no se basa en la vibración, sino en la succión, como su nombre indica. Imita la sensación que la mujer siente al recibir sexo oral y proporciona una experiencia única y placentera. Aunque nació con tecnología de succión, la mayoría de los aparatos actuales no succionan literalmente el clítoris, sino que utilizan una tecnología innovadora que funciona mediante ondas expansivas que estimulan toda la vulva (no solo el clítoris) y potencian el flujo sanguíneo de toda la zona. Os animo a todas a probarlo.

Con respecto a esto, se han extendido ciertos rumores que quiero mencionar aquí. Se dice que genera adicción o que hace que tus genitales pierdan sensibilidad. Actualmente, no existe ninguna evidencia científica que avale tales afirmaciones.

Es cierto que produce una estimulación intensa y muy placentera y, por ello, es un objeto susceptible de generar adicción, pero como cualquier otro. La adicción se define como la dependencia física o psicológica de una sustancia o actividad e implica la necesidad compulsiva de consumirla o realizarla. Algunas personas pueden disfrutar mucho del uso del Satisfyer y desear usarlo con frecuencia, pero eso no significa necesariamente que hayan desarrollado una adicción. Hemos de tener clara la diferencia entre uso, abuso y dependencia. Usar cualquier sustancia u objeto no suele tener nada de malo, pero si abusas de ello tendrías que empezar a preocuparte (pero aún no es grave y tiene solución si te lo propones). Si pasas a un estado de dependencia, estarías ya ante un problema muy serio al que debes buscar solución, pues has desarrollado una adicción.

Nos hacemos adictos a algo, cuando ese objeto, sustancia o actividad empieza a tener un lugar primordial en nuestra vida, generalmente para suplir alguna carencia física o psicológica. Sentimos que lo necesitamos continuamente y si no podemos consumirlo, nos sentimos mal. Surge entonces el síndrome de abstinencia, nuestra vida empieza a girar en torno a ese estímulo, que interfiere significativamente en nuestro día a día, deteriorando nuestra vida social, laboral, personal o familiar.

Voy a poner un ejemplo para que se entienda mejor. Imagínate a una persona que solo puede dormir después de masturbarse con el succionador. El día que no lo tiene es incapaz de dormir y lo pasa muy mal. Esa persona puede generar una adicción porque no está usando el succionador para darse placer de forma ocasional, sino diariamente para poder dormir. Obviamente, tiene un problema de insomnio no resuelto y el succionador está supliendo esa carencia, ha pasado a tener una función muy importante en su vida: conciliar el sueño. Así, si un día no puede usarlo, tiene síndrome de abstinencia. En este caso, esa persona es dependiente del succionador. ¿Qué puede hacer? Pues muchas cosas: aprender técnicas que le ayuden a relajarse y conciliar el sueño, eliminar los pensamientos negativos que la abordan a la hora de dormir, hacer terapia para aprender a manejar su ansiedad, cuidar la higiene del sueño y seguir unas pautas, etc. Cuando la persona descubre otras técnicas para dormir y consigue que funcionen, empieza a resolver su problema de adicción, porque ya no depende del estímulo.

Si sientes que haces un uso compulsivo de juguetes sexuales y que eso está interfiriendo en tu vida cotidiana, en tus relaciones o en tu bienestar, busca ayuda profesional. También si afecta a tus relaciones sexuales y de pareja.

Hace un tiempo conocí el caso de un chico adicto a la masturbación que acudió a terapia. Desarrolló la adicción porque encontró en esta práctica la solución a su problema de estrés. Lo hacía tantas veces diarias que ni siquiera eyaculaba y, por supuesto, no lo disfrutaba, simplemente le ayudaba a regularse emocionalmente. Ante cualquier mínima situación de estrés o ansiedad tenía que masturbarse: antes de una reunión, cuando se enfrentaba a una tarea difícil, para dormir, cuando se levantaba y pensaba en el duro día de trabajo que tenía por delante, etc. Lo hacía incluso en los espacios de descanso, para desconectar o para cambiar de una actividad a otra, aunque no estuviera estresado (como quien se fuma un cigarro durante la pausa). Si no podía hacerlo, lo pasaba muy mal y si lo hacía, no lo disfrutaba, solo se calmaba (es lo que pasa con las adicciones, que no se disfrutan, solo alivian tu ansiedad).

El tratamiento fue sencillo. Aprendió técnicas para manejar su estrés y el cambio se produjo rápidamente, porque empezó a ser consciente de que cuanto menos lo hacía, más lo disfrutaba. Ese refuerzo le ayudó a controlar la compulsión. Pasó de hacerlo quince veces al día a hacerlo solo una vez y disfrutarlo.

Este es un ejemplo de adicción. Las personas que son adictas al sexo no disfrutan de ello, simplemente disminuyen su malestar, pero la pérdida de control y el comportamiento compulsivo les genera mucha insatisfacción.

Pero, ojo, que estés pasando por una etapa de alto deseo sexual y te masturbes con frecuencia con el succionador, *a priori*, no significa que tengas una adicción.

Otra cosa es que tengas pareja y solo seas capaz de llegar al orgasmo de esa manera. Entonces es importante que trabajes otras áreas para disfrutar de tu sexualidad sin depender de ello. Puedes probar a trabajar el autoconocimiento, informarte, desarrollar tus fantasías, eliminar tus pensamientos negativos y creencias limitantes, dedicarle más tiempo al encuentro sexual, estimularte mejor y sin prisas, comunicarte con tu pareja para que aprenda cómo darte placer, etc. Si consigues llegar al orgasmo en pareja, no tendrás la sensación de que dependes del juguete sexual. Podrás elegir si lo usas o no, pero no lo necesitarás. Mi consejo es que no te acostumbres al camino fácil y rápido, que trabajes tu paciencia y mejores los encuentros sexuales en pareja.

Actualmente estamos inmersos en la cultura de la inmediatez y lo queremos todo ya. Resultados rápidos con el mínimo esfuerzo. Así, en mi opinión, no vamos por buen camino.

Como ya comenté, también se dice que un uso excesivo del succionador puede provocar pérdida de sensibilidad en los genitales. Tampoco hay evidencia científica que respalde esto, sino más bien lo contrario. Un estudio publicado en *The Journal of Sexual Medicine* en 2019 encontró que el uso regular del succionador no disminuyó la sensibilidad del clítoris. En cambio, se descubrió que las personas que lo utilizaron experimentaron un aumento en la satisfacción sexual y la excitación.

Otro estudio publicado en la revista *Sexual and Relationship Therapy* en 2020 investigó los efectos del succionador de clítoris en la disfunción sexual femenina. Los resultados mostraron que su uso regular mejoraba la excitación sexual, el deseo y la lubricación de las participantes.

¿Puede el uso continuo y prolongado a lo largo de los años tener consecuencias? Eso no lo sabemos aún. Las investigaciones disponibles hoy día se basan en los efectos a corto plazo o en estudios transversales que examinan los efectos inmediatos, ya que el uso de juguetes sexuales es algo relativamente reciente. Serán necesarias investigaciones longitudinales a largo plazo para dar respuesta a esta pregunta.

Lo que sí sabemos es que las sesiones de masturbación intensa que se prolongan en el tiempo hacen que nuestro cuerpo se habitúe y que perciba esas sensaciones como menos potentes. Es como cuando entramos en una piscina de agua fría. Al principio, notamos un frío intenso, pero, a medida que van pasando los minutos, nuestro cuerpo se acostumbra a la temperatura. Esa sensación de habituación es temporal. Si al día siguiente entras de nuevo en la piscina, volverás a notar el agua fría. Con el succionador ocurre algo similar. Si haces una pausa, tu cuerpo vuelve a notar la sensación con la misma intensidad. La sensibilidad reducida desaparece después de un corto periodo de descanso.

De todos modos, debemos tener en cuenta que cada persona es diferente y que, por tanto, puede experimentar resultados distintos. Escucha las señales de tu cuerpo y busca un equilibrio en tu vida sexual.

Pero retomando el tema anterior sobre la invisibilización de la sexualidad femenina, he decir que algo está cambiando a pasos agigantados y que nos estamos pasando al polo opuesto. Ahora se espera de las mujeres que seamos supersexuales, multiorgásmicas, que tengamos *squirts* continuos y mucho deseo sexual, siempre, da igual la etapa de vida por la que estemos pasando, no importa si acabas de ser madre, si tienes la menopausia, si llevas veinte años con tu pareja o si tu relación no va bien. Tienes que ser muy sexual siempre. Ahora nos encontramos con la presión social de tener que ser supersexuales. Y si no es así, eres rara o tienes un problema.

¿Cuál es mi opinión al respecto? Pues que eres tú quien debe decidir lo que quieres cambiar o mejorar de tu sexualidad. Siéntete libre de explorar y de disfrutar, y olvida la presión de tener que ser de tal o cual manera. No te compares con otras personas ni compares tu relación con la de otras parejas.

¿Estás contenta con tu deseo sexual actual? ¿Y con la frecuencia de tus relaciones? ¿Y con la calidad? Recuerda que no hay una frecuencia ideal. Hay parejas que tienen necesidad de practicar sexo todos los días, a otras les basta con hacerlo una vez a la semana, a otras una vez al mes y a otras cada cuatro meses. Lo importante es que no haya discrepancias entre la frecuencia deseada por uno y por otro. Si uno de los dos se queja porque siente que tiene carencias sexuales, pueden empezar los problemas y hay que plantearse un cambio para que la pareja no se deteriore.

Yo siempre digo que las ganas de tener sexo es como comer pipas. Puedes pasar mucho tiempo sin comerlas y no pasa nada, no lo echas de menos. Pero una vez que empiezas, después sigues y sigues hasta que se acaba la bolsa. Cuanto más sexo tengas, más ganas de sexo vas a tener. Y también ocurre lo contrario: cuanto menos practicas, menos necesitas. Puedes vivir perfectamente sin él.

Además, cuanto más activa sea tu vida sexual en una etapa de tu vida, más probable es que tu cuerpo y tu mente te pidan lo mismo en la siguiente etapa. Las personas que en su época joven tuvieron mucho sexo llegan con ganas a la edad adulta. Y es muy probable que los adultos que tienen mucha actividad sexual lleguen así a la vejez. Aunque hay que tener en cuenta todos los factores psicológicos que afectan a nuestra vida sexual, al igual que los acontecimientos por los que pasamos en las diferentes etapas. La maternidad, una ruptura de pareja o un duelo por el fallecimiento de los padres, por ejemplo, hacen que la sexualidad decaiga. Enamorarse a los cincuenta años, en cambio, produce todo lo contrario, un gran aumento de la libido que va asociado a la etapa de enamoramiento.

Sí, antes has leído bien. También hay sexo durante la vejez. Muchas personas de noventa años siguen disfrutando de su sexualidad aunque no se hable de ello ni lo veamos reflejado en las películas. Rompamos el mito de que el sexo es solo para los jóvenes. A pesar de los cambios fisiológicos que experimenta el cuerpo al envejecer y que pueden dificultar nuestra vida sexual, nuestra mente sigue activa y, en consecuencia, nuestro deseo también.

En las mujeres, la menopausia suele pasar factura y es cierto que el 80 por ciento manifiesta que su deseo sexual decae y que lubrican menos, pero no por eso hay que olvidarse del sexo para siempre. En palabras de una de mis pacientes: «Es algo que llega sin que te lo esperes, además nadie te lo cuenta. De la noche a la mañana ves que tu deseo desaparece y que tienes una sequedad vaginal increíble. El sexo te resulta doloroso y te parece extraño porque crees que solo te pasa a ti. Cuando hablo con las amigas de mi edad, todas comentamos los sofocos y otros síntomas, pero nadie te informa de que esto te va a ocurrir. Creo que algo podré hacer para recuperar mi sexualidad, quiero ser la misma que era antes».

En los hombres, a medida que envejecen, también se produce un descenso de la necesidad orgásmica, precisan más estimulación para alcanzar una erección y estas son mucho más lentas, la cantidad y fuerza del chorro eyaculatorio disminuye (a partir de los sesenta apenas hay eyaculación), el placer del orgasmo es menor y el periodo refractario es muy largo (puede tardarse hasta dos días en volver a tener otra erección).

Si aceptamos los cambios fisiológicos asociados a la edad, podremos seguir disfrutando del sexo. El factor mental es crucial, mucho más que el físico. Recuerda que nuestra excitación sexual comienza en nuestro cerebro.

Las fluctuaciones en nuestro deseo y en nuestra actividad sexual no tienen que ver con la edad, sino con la etapa vital en la que nos encontramos. Hay etapas en las que nos sentimos muy sexuales, otras en las que menos y otras en las que no nos apetece tener sexo en absoluto. Estas variaciones son normales, tanto en hombres como en mujeres.

¿En qué fase te encuentras ahora? ¿Estás en una etapa en la que no te apetece nada? Entonces, la reflexión que te invito a hacer es la siguiente: ¿quieres vivir sin sexo?, ¿no quieres desarrollar y disfrutar de esa parte de ti?, ¿quieres prescindir de un aspecto de tu vida que es completamente saludable, que no tiene contraindicaciones, que te ayuda a relajarte y que además te da placer?

Cuando hablo de sexo, no me refiero solo al sexo en pareja. La sexualidad empieza en ti y no tienes por qué estar con nadie para disfrutar de ello. Es una herramienta de conexión con el propio cuerpo.

La masturbación es una potente fuente de aprendizaje sexual y además previene de muchos problemas posteriores. Los problemas sexuales son más habituales en personas que nunca se han masturbado o que lo han hecho muy poco.

Masturbarse no solo es algo que deban hacer las personas solteras. Aunque tengas pareja, también es una práctica habitual, tanto en solitario como conjunta. No tiene nada que ver con estar insatisfecho con las relaciones sexuales con tu pareja. Hay personas que están muy satisfechas con el sexo en pareja y que se masturban solas con frecuencia.

Abramos la mente. La ciencia nos dice que son muchas las ventajas de la masturbación para la salud física y mental: la liberación de endorfinas y de otros neurotransmisores cerebrales reducen el nivel de estrés. Mejorará tu estado de ánimo, fortalecerá tu sistema inmunológico y favorecerá tu bienestar general. Te ayudará a conciliar el sueño y a descansar mejor. Y a las personas que están solteras o que pasan por grandes temporadas de abstinencia sexual les ayuda a liberar la tensión acumulada. Además, mejorará tu autoestima.

Te animo a que lo hagas, pero, por supuesto, no es obligatorio ni debes hacerlo si te sientes mal. Tú decides, tu cuerpo es tuyo.

Autoconocimiento: mirarte al espejo

Para activar tu sexualidad, primero tienes que conocerte.

¿Conoces tus genitales? Si no es así, la primera tarea que tienes que hacer es mirártelos en un espejo. ¿Te resultan raros o lo ves feos? Eso es porque apenas te los miras. Cuanto más lo hagas, más te familiarizarás con esa parte de tu cuerpo y eso te ayudará a aceptarte a ti misma. El objetivo de este ejercicio es simplemente conocerte, sin más.

¿Conoces tus genitales excitándose? Es la siguiente tarea. Si nunca te has tocado, puedes probar primero a hacerlo sin espejo si eso te hace sentir más cómoda. No estás haciendo nada malo. ¿Acaso no tienes derecho a tocar tu cuerpo? ¿Acaso no tienes derecho al placer?

El siguiente paso es tocarse con un espejo delante. Aquí el objetivo no es excitarse (no te presiones a ti misma), sino simplemente explorar las sensaciones físicas y conocer tu cuerpo. Toca tu clítoris, el órgano sexual por excelencia que tenemos las mujeres para proporcionarnos placer. Sylvia de Béjar lo explica muy bien en su libro *Tu sexo es tuyo*, escrito en 2001.

Si te excitas con este ejercicio, podrás observar los cambios fisiológicos que experimentan tu clítoris y tus labios. Estos son los signos más evidentes de la excitación, más que la lubricación en sí. Para muchas mujeres es muy excitante masturbarse mientras ven su imagen en el espejo.

Activa tu mente antes de tocarte

Para experimentar una masturbación más satisfactoria, primero tienes que activar tu mente. Puedes empezar pensando en alguien que te gusta, recordar experiencias sexuales pasadas que despierten tu deseo, leer un relato erótico que te ayude a activar tu imaginación o ver fotografías o vídeos eróticos o pornográficos.

Descubre qué te gusta y a través de qué vía te resulta más fácil excitarte.

Después pasa a estimularte físicamente. No lo hagas al revés.

Masturbación femenina

> La masturbación femenina es una forma de empoderamiento sexual que desafía los roles de género establecidos.
>
> Susie Bright

Si nunca te has masturbado o no sueles hacerlo con frecuencia, lo mejor es que busques las condiciones ideales para que la experiencia te resulte gratificante. Puedes hacerlo, por ejemplo, durante los días del ciclo menstrual, en los que estás más receptiva. Pero lo mejor es que escuches a tu propio cuerpo y te dejes llevar por tus deseos.

Has de saber que si haces de la masturbación una práctica habitual es menos probable que desarrolles un trastorno sexual, más probable que obtengas mayor satisfacción en tus relaciones sexuales en pareja y además aumentarás tu deseo.

Si, además, buscas diferentes formas de masturbarte, descubrirás más opciones para disfrutarlo en pareja. Es más complicado encontrar la postura ideal estando con el otro. Si diversificas, amplías el rango de disfrute.

La masturbación femenina en datos

Existen varios estudios que han explorado las diferencias en la intensidad del orgasmo alcanzado a través de la masturbación y a través del coito con una pareja. Uno publicado en la revista *Archives of Sexual Behavior* en 2017 encontró que las mujeres reportaron orgasmos más intensos con la masturbación en comparación con el coito con su pareja.

En mi opinión, esto puede ser debido a que estando a solas no tienes a nadie delante que juzgue cómo lo estás haciendo o si estás tardando mucho. Se elimina la ansiedad de rendimiento por completo, no tienes miedo a que pueda salir mal y no buscas ansiosamente el orgasmo porque nadie está esperando nada. Tú marcas libremente tu ritmo y no tienes ninguna presión externa.

Otro estudio realizado por Debby Herbenick junto con otros investigadores en 2017 llamado «Exploring Women's Experiences With Genital Touching, Sexual Pleasure, and Orgasm: Results From a U. S. Probability Sample of Women Ages 18 to 94» reveló que la mayoría de las mujeres (alrededor del 75 por ciento) informaron que la estimulación directa del clítoris era necesaria para alcanzar el orgasmo durante la masturbación.

Ya en 2009, la Universidad de Indiana llevó a cabo un nuevo estudio en el que participaron más de mil mujeres. Publicado en la revista *The Journal of Sexual Medicine*, afirmaba que más del 80 por ciento de las participantes aseguraron que la estimulación del clítoris era esencial para llegar al orgasmo tanto con la masturbación como con el sexo con su pareja.

Más recientemente, en 2020, el estudio realizado por la doctora Elisabeth A. Lloyd examinó la importancia de la estimulación del clítoris en la capacidad de las mujeres para alcanzar el orgasmo. Según los resultados de esta investigación, entre el 76 y el 80 por ciento de las mujeres requieren la estimulación directa o indirecta del clítoris para alcanzar el clímax sexual.

Todos estos estudios respaldan la idea de que el clítoris desempeña un papel crucial y que, aunque la estimulación vaginal y otras formas de estimulación pueden ser placenteras, la mayoría de las mujeres necesitan específicamente la estimulación del clítoris para alcanzar el orgasmo. Así que descartemos el mito extendido de que el orgasmo femenino se logra principalmente a través de la penetración. Mi consejo es que, durante el coito, estimules tu clítoris con tus manos para mantener la excitación y alcanzar el orgasmo.

Cuando te masturbes, no vayas directa a tocar tus genitales. Empieza por otras zonas y ve variando. Notarás que tu clítoris crece y que aumenta el grosor de tus labios.

El pene y el clítoris tienen muchas similitudes. El clítoris, en reposo, mide una media 9 cm, aunque solo vemos una pequeña parte, el glande del clítoris; el resto está en el interior. Es como un iceberg, que tiene su mayor estructura oculta.

Puedes probar a masturbarte con las manos, con un juguete sexual, tumbada boca abajo restregándote con la almohada u otro objeto o presionando tus muslos y haciendo los ejercicios de Kegel.

Algunas mujeres llegan al orgasmo sin tocarse, simplemente sentadas y moviendo rítmicamente los músculos del suelo pélvico. Pruébalo.

Después del orgasmo, el clítoris (parte externa visible) se vuelve hipersensible. No lo toques en ese momento y busca aumentar de nuevo tu excitación en otras zonas.

¿Cómo puedes masturbarte?

En el arte de explorar el propio placer, las caricias que te hagas y las fantasías que generes son la clave para despertar tus sentidos y entregarte al placer.

Comienza por crear un ambiente íntimo y acogedor, con luz tenue, música suave y velas perfumadas, que ayudan a crear anticipación. Desnúdate y acaricia con tus manos cada centímetro de tu piel. Explora el mapa de tu sensualidad acariciando suavemente tu piel, deslizando tus dedos desde tu cuello hasta tus pechos. Recorre su contorno, dibuja la areola y pasa la mano sobre tu pezón. Traza círculos con la yema de tus dedos sintiendo cómo se erizan con el roce.

Usa tu imaginación, ¿puedes sentir que es otra persona quien te toca? Déjate llevar por tus fantasías más inconfesables. Imaginarte con la persona objeto de tu deseo dispara tu excitación.

Deja que tus manos se deslicen por tu cintura y vayan bajando, sintiendo las sensaciones en tu piel. Acaricia tus muslos y tus ingles, y ve acercando gradualmente tus dedos a la zona de tu vulva. No tengas prisa, tómate tu tiempo para saborear cada momento de placer que te estás regalando a ti misma.

Ve al monte de Venus, explóralo y ejerce una ligera presión. Siente cómo tu excitación va en aumento. Traza suaves círculos con los dedos alrededor de tu clítoris y acaricia los labios y las zonas circundantes. Busca la entrada de tu vagina, moja tus dedos y humedece tus labios y tu clítoris. Descubrirte a ti misma mojada puede ser increíblemente excitante. Con tu dedo corazón, toca la zona que rodea al clítoris mientras apoyas tu mano el monte de Venus, presionando. Comienza con suavidad y ve aumentando gradualmente la intensidad a medida que crezca tu excitación. Deja que tus otros dedos se deslicen por tus labios vaginales, disfrutándolo.

Cuando te encuentres excitada, ve al clítoris. Acarícialo suavemente dibujando movimientos de arriba abajo, trazando círculos sensuales y moviéndolo de lado a lado. Encuentra el ritmo que más te excita, empezando siempre de forma lenta y suave para luego aumentar la velocidad y la intensidad. Conecta con tu cuerpo, escucha las señales que te envía y déjate llevar por el placer.

Siente cómo tu respiración se acelera, mueve tu cuerpo en sincronía con las caricias y agudiza tus sentidos en este viaje de autodescubrimiento de tu placer. Contrae la musculatura pélvica para estimularte internamente e intensificar así las sensaciones.

Mientras te tocas con una mano, explora con la otra. Deja que tu mano se deslice hasta tu pecho, extiéndela y acaricia tu pezón. Disfruta de esa sensación y permite que tus fantasías más excitantes se materialicen en tu mente.

Baja la mano hasta tu vagina e introduce con cuidado

tu dedo en la entrada. Curiosea buscando la zona rugosa llamada punto G. Mientras tanto, continúa tocando tu clítoris con la otra mano, atrápalo entre tus dedos índice y corazón, y haz movimientos de rotación.

Tócate de forma rítmica y constante, cada vez con más energía, pero sin prisas, saboreando el momento y dejándote llevar por las sensaciones de placer.

Si deseas prolongar la experiencia, puedes disminuir un poco la estimulación e ir a masajear otras zonas cuando veas que se acerca el clímax. Pero si lo prefieres, mantén el ritmo constante, tócate enérgicamente y entrégate al orgasmo.

Hay mujeres que son capaces de llegar al orgasmo sin tocarse con las manos, simplemente sentándose, cruzando las piernas, tensando los muslos y contrayendo la musculatura del suelo pélvico (ejercicios de Kegel) al mismo tiempo.

Os dejo aquí el relato real de una mujer que nos cuenta cómo lo descubrió por primera vez:

Viaje en autobús

«Surgió casi sin querer, hace mucho tiempo, cuando estaba de Erasmus en Varsovia, en la universidad. Los viajes en autobús por la ciudad eran una rutina diaria. A diferencia de los de ahora, aquellos antiguos vehículos vibraban mucho y se movían con cada bache del camino.

»Sucedió a plena luz del día.

»No iba pensando en nada especial ni fantaseaba con nadie, pero sí recuerdo que en aquella época estaba experimentando el despertar de mi sexualidad y había descubierto el placer de la masturbación.

»Mientras estaba sentada en el autobús, comencé a sentir una sensación inusual. Las vibraciones del vehículo estimulaban mis nalgas y mi vulva y me provocaban un ligero placer que no había experimentado anteriormente. Miré a mi alrededor sonrojada por las sensaciones abrumadoras que me invadían y por mi excitación, que iba en aumento. Por fortuna, el autobús no estaba demasiado lleno y nadie se sentó a mi lado, así que, sin pensarlo demasiado, crucé las piernas y apreté.

»En ese instante, el placer se intensificó aún más, pues el cruce de mis piernas estimulaba mi clítoris también. Por instinto tensé los músculos de los muslos, potenciando las sensaciones físicas. No sabía qué estaba sucediendo ni buscaba conscientemente llegar a nada. Tuve que disimular y ser muy silenciosa para que nadie a mi alrededor se diese cuenta.

»No recuerdo de cuántos minutos fue el trayecto, pero antes de llegar a mi parada, me vino una ola de placer y tuve un orgasmo.

»Más adelante lo practiqué, ya sin el movimiento vibratorio del autobús, yo sola y tranquila en mi casa. Moviendo ligeramente el trasero y apretando los músculos, siempre, eso sí, con las piernas cruzadas. Para mí resulta muy sencillo y natural hacerlo. En efecto, en cuestión de pocos minutos puedo alcanzar el orgasmo de esta manera.

»Aunque yo descubrí la masturbación muy tarde, creo que todas las chicas deberían intentarlo. A mí me resulta muy fácil. Yo no fui una adolescente que se masturbase, tenía ya veintipocos años cuando empecé a hacerlo. Tampoco sé cómo tenía la musculatura pélvica entonces, imagino que bien porque era muy joven, pero no hacía ejercicios de ningún tipo.

»Le recomiendo a todas las mujeres que lo intenten. Aunque cada una de nosotras es diferente, estoy segura de que muchas conseguirán hacerlo y disfrutar así de esos ratitos de placer consigo mismas».

Ejercicios de Kegel

Son los ejercicios que nos recomiendan hacer para fortalecer la musculatura pélvica después del parto. Además de evitar la incontinencia urinaria, son muy buenos para aumentar la sensibilidad vaginal.

Consiste en contraer y relajar los músculos del suelo pélvico, es decir, los que sostienen la vejiga, el útero y el recto y que, además, se contraen de forma involuntaria y rítmica cuando llegamos al orgasmo. Puedes identificarlos bien cuando estás orinando e intentas cortar el pis. Ejercitarlos habitualmente te ayudará a llegar al orgasmo y a tener una mayor satisfacción sexual general. También facilita la excitación porque aumentan la circulación sanguínea de tus genitales. Tener estos músculos fuertes potencia tu experiencia sexual y unos orgasmos más intensos. Tensarlos durante la actividad sexual favorecerá la sensibilidad y unas sensaciones más intensas.

Puedes consultar a un fisioterapeuta experto en suelo pélvico para que te enseñe a hacerlo correctamente, aunque existe mucha información en internet y hasta existen apps que te van marcando el ritmo.

Estos ejercicios también son beneficiosos para los hombres, pues mejoran la salud de la próstata y previenen la incontinencia urinaria. En el terreno sexual, les ayuda a mejorar sus erecciones (porque, como ya he dicho, promueven la circulación sanguínea de la zona genital) y a controlar la eyaculación.

Masturbación masculina

> La masturbación nos ayuda a comprender nuestras propias fantasías y deseos sexuales, lo cual es esencial para una vida sexual satisfactoria.
>
> DAVID SCHNARCH

No sabía si incluir un apartado sobre masturbación masculina en el libro porque es algo que ellos suelen practicar desde la adolescencia, y tienen conocimientos y experiencia suficiente.

Las ventajas de la masturbación masculina son las mismas que las de la femenina añadiendo que en ellos se reduce el riesgo de infecciones del tracto urinario, ya que la eyaculación ayuda a eliminar las bacterias que las causan. Masturbarse no provoca problemas de salud ni te debilita sexualmente.

A veces, en terapia, algunas mujeres se quejan de que sus parejas se masturban a solas. Me dicen: «Si lo hace, es porque yo no le atraigo», «Si tiene que recurrir a la masturbación, es porque conmigo no tiene suficiente», «Si se masturba, no va a tener ganas de tener sexo conmigo». Cambiemos todas estas creencias erróneas.

Aunque es cierto que masturbarse ayuda a aliviar la tensión sexual, no quita las ganas de tener relaciones. Al contrario, el hecho de que tu pareja se masturbe con cierta frecuencia aumentará su deseo sexual. Es beneficioso para ambos. Sería muy diferente que él no quisiera acostarse contigo y recurriera a la masturbación en solitario. Entonces sí habría un problema de pareja que se debería tratar.

Que vea porno tampoco significa que te esté siendo infiel, simplemente estimula así sus fantasías sexuales, igual que tú puedes usar tu imaginación o leer un relato erótico. Los pensamientos no son acciones.

Aunque cada persona es única y tiene sus preferencias a la hora de excitarse, hay investigaciones que sugieren que los hombres tienden a ser más visuales (responden mejor a estímulos como fotografías o vídeos). Las mujeres, sin embargo, tienen mayor sensibilidad a la estimulación auditiva (audiolibros eróticos, que su pareja les lea un relato, etc.). Así que si eres hombre y estás leyendo esto, apúntate este truco: susúrrale al oído palabras eróticas o mensajes sugerentes mientras hacéis el amor. De ese modo activarás mucho más su excitación sexual. Pero no seas bestia al principio, se puede asustar. Empieza diciéndole cosas muy suaves, sensuales y eróticas, y si ves que ella responde bien y que eso le excita, puedes probar a decir cosas más obscenas y atrevidas, siempre con respeto. No te cortes.

Técnica de parada y arranque (*stop-start*)

Es una técnica que permite a los hombres adquirir un mayor control sobre su eyaculación y con ello conseguir tener relaciones sexuales más duraderas.

Muchos hombres están habituados a masturbarse de forma rápida viendo vídeos porno; en un par de minutos, ya han eyaculado. Han aprendido a llegar al orgasmo de manera rápida y fácil, por lo que su cuerpo está ejercitado para tener una respuesta sexual muy rápida y su mente se ha acostumbrado a las imágenes explícitas. Estos orgasmos son mucho menos intensos que aquellos que se alcanzan después de un largo proceso de excitación. En el terreno sexual, las prisas nunca son buenas.

Pero además de disfrutar menos, cuando están con una chica y ella tarda más en llegar al orgasmo, a ellos les cuesta frenar su excitación y en muchos casos se da una eyaculación precoz.

Si estás con una chica y a los cinco minutos ya has terminado, quizá ambos os quedéis decepcionados. Igualmente, si te ocurre esto, no te preocupes, no es grave si no das por finalizada la relación sexual en ese momento. Lo adecuado es que sigas dándole placer a ella hasta que llegue al orgasmo. Puedes masturbarla con tus manos, hacerle sexo oral o simplemente besarla y acariciar su cuerpo mientras ella se masturba. Existen muchas formas de continuar. Lo importante es que sepas que, aunque tú ya hayas eyaculado, la relación sexual no ha terminado.

Si eres chica y estás leyendo esto, no te conformes y pídele que siga estimulándote. Guíalo para que sepa lo que quieres hasta que alcances el orgasmo.

Continúo hablando para ellos. ¿Sabes que si descansas un poco puede haber un segundo round? Si esperas a que pase tu periodo refractario, puedes volver a iniciar una nueva relación sexual. El tiempo varía mucho en función de la edad. Los más jóvenes tienen periodos refractarios muy breves, duran tan solo unos minutos, lo que les permite tener varias relaciones sexuales en un corto periodo de tiempo. Pero a medida que el hombre envejece, el periodo va siendo cada vez mayor (se dan cambios hormonales que disminuyen la libido y también hay una disminución gradual de la respuesta eréctil). En adultos de mediana edad, puede durar desde treinta minutos a varias horas. En la vejez, se extiende, pudiendo llegar a durar varios días.

Pero cada hombre es diferente y, además de la edad, influyen otros factores: el estado de salud, la condición física, la alimentación, el nivel de excitación, los niveles hormonales o el sentimiento de intimidad y conexión con la pareja.

Al margen de la edad que tengas, no te limites subestimando tu capacidad. ¡Créetelo y prueba a seguir!

Y otra cosa importante: cambia la forma en la que te masturbas, usa tu imaginación en lugar de vídeos, practica la técnica de parada y arranque, y alarga lo máximo que puedas la fase de excitación antes de eyacular.

¿Cómo se realiza la técnica de parada y arranque?

Consiste en empezar a tocarte pensando en cosas que te exciten sexualmente. Cuando tengas una erección adecuada, tienes que parar de tocarte y esperar a que baje (primera parada). Una vez has perdido del todo la erección, vuelves a estimularte con la mano y a pensar en aquello que te excita. Y de nuevo, vuelves a parar hasta bajar la erección (segunda parada). Debes repetir esto cuatro veces. Después de la cuarta parada, tienes permiso para llegar al orgasmo y eyacular cuando tú quieras.

Esta técnica, inventada por James Semans en 1956 como un método para tratar la eyaculación precoz, te ayudará a alargar tu respuesta sexual, haciendo paradas en el camino.

La eyaculación precoz se produce porque el hombre no tiene un control adecuado sobre su reflejo eyaculatorio. Apenas alcanza un nivel crítico de excitación, eyacula de forma refleja. Muchos intentan evitar al máximo posible que la excitación aumente pensando en otra cosa. Creen por error que si distraen su mente con otros pensamientos, podrán evitar la eyaculación. Y, precisamente, esa estrategia es la que está manteniendo el problema.

Con la técnica de parada y arranque, se le pide al hombre que no se distraiga con otra cosa, sino que sea muy consciente de sus señales de excitación y que aprenda a identificar las previas al orgasmo. Debe mantener su atención en las sensaciones eróticas y parar la estimulación justo antes del punto de no retorno.

Una vez que ha practicado la técnica con la masturbación y ha conseguido controlar la eyaculación estando solo, puede practicar con la pareja. El proceso es el mismo, pero siendo su pareja quien le masturbe. Finalmente, se prueba con el coito, primero realizando la penetración sin movimiento y cuando es capaz de controlarlo, se pasa al coito normal.

La pauta a seguir si te cuesta controlar la eyaculación es que cuando estés con una chica, te dejes llevar y te mantengas atento a las señales eróticas, no intentes evitarlo pensando en otra cosa. Cuando sientas que te estás acercando el punto de no retorno, para un poco. Si estás haciendo algo que te excita mucho, deja de hacerlo, o si estás en una postura que te encanta, cámbiala. Puedes continuar estimulándola a ella, besándola, acariciándola, para que ella continúe excitándose. Y no te preocupes si pierdes la erección, esta fluctúa a lo largo de la relación sexual y es normal. En el momento en que vuelvas a estimularte, la recuperarás y continuarás sin problema. Recuerda que cuanto más alargues la respuesta sexual, más intenso y placentero será el orgasmo final.

En este apartado, he simplificado mucho el tratamiento, pues este implica también otros componentes, pero quizá lo expuesto ayude a los hombres a prevenir la eyaculación precoz y sirva de guía para muchas parejas. Pero recuerda que lo ideal es siempre acudir a terapia para resolverlo.

Esta técnica de parada y arranque también se usa en el tratamiento de la disfunción eréctil. Normalmente, los chicos pierden la erección durante la relación sexual por ansiedad de rendimiento. Cuando entrenan la técnica de parada y arranque, se dan cuenta de que aunque la erección se pierda, se puede volver a recuperar, solo tienen que estar tranquilos, superar ese miedo a perderla y volver a activar su mente con pensamientos excitantes, disfrutando del momento.

Como puedes ver, esta técnica solo os traerá ventajas a ti y a tu pareja. También ayudará a que te sientas más seguro en las relaciones sexuales porque sabes que puedes controlar tu eyaculación. Así que ¡a practicar! Cuanto más practiques, mejores resultados obtendrás.

Masturbación en pareja

> La masturbación en pareja es una forma de expresión de amor y confianza mutua en la exploración sensual.
>
> Betty Dodson

La masturbación es una buena práctica que os ayudará a mejorar vuestra intimidad, vuestra confianza, vuestra conexión sexual y vuestra comunicación. También puede servir para equilibrar las diferencias de deseo sexual entre uno y otro. Quizá tu pareja tiene más deseo que tú y muchos días a ti no te apetece, o al revés. No te obligues a tener sexo sin ganas porque eso provocará un descenso del deseo y, a la larga, puedes generar aversión al sexo. La masturbación en pareja puede ser una solución.

Imagínate que él te propone tener relaciones y que tú no tienes ganas. Por supuesto, tienes derecho a decir que no y él debe respetarlo sin enfadarse. Otra opción es que te ofrezcas a masturbarle, con la mano o bien con sexo oral. Ya sabemos que él puede hacerlo solo, y seguro que lo hace muchas veces sin avisarte, pero en ese momento quiere hacerlo contigo para poder mirarte y compartir ese momento. Si accedes, él terminará satisfecho, por el acto sexual y también por tu generosidad a la hora de darle placer, y para ti no habrá supuesto demasiado esfuerzo. ¿O sí? Piénsalo, es como si tu pareja te pide que le hagas un masaje. Quizá, de entrada, no te apetece, pero lo haces por él.

Ya sabemos que el deseo sexual de la mujer fluctúa

más que el del hombre debido a factores hormonales (ciclo menstrual, embarazos, pospartos, lactancia o menopausia) y que el de ambos puede disminuir por el estrés, las responsabilidades familiares y laborales o porque la relación de pareja no va del todo bien. Pero lo que yo me encuentro en terapia es una gran mayoría de parejas en las que es él quien tiene bajo deseo sexual, sobre todo los hombres mayores de cuarenta años, y es ella quien demanda más sexo.

Cada pareja es única y no se puede generalizar, pero es cierto que los hombres tienen un pico de alto deseo sexual en la adolescencia y en la etapa de primera juventud que va disminuyendo con la edad. Las mujeres, en cambio, van experimentando un aumento gradual de su deseo a medida que van madurando porque se sienten más seguras de su cuerpo y de su sexualidad, y se liberan de tabús y falsas creencias que las bloquean. Creo que esta es la razón por la que en mis terapias de pareja, casi siempre, me encuentro con que es el hombre quien tiene menos deseo. O quizá la muestra que yo atiendo está sesgada porque ellas suelen proponer acudir a terapia cuando se sienten insatisfechas sexualmente y ellos no buscan ayuda profesional. No lo sé, hablo desde mi experiencia como psicóloga.

Dicho esto, también es muy probable que ocurra lo contrario y que seas tú quien tiene ganas y que a él no le apetezca. Entonces serás tú quien le pida que te masturbe a ti. La generosidad tiene que venir de ambas partes. Se puede pactar en pareja que uno masturbe al otro cuando ese uno no tiene ganas de tener sexo. Lo importante es que haya un equilibrio y que ninguno de los dos se sienta insatisfecho sexualmente, para evitar que la relación se deteriore y corra riesgos.

4

El poder de las fantasías

> Las fantasías sexuales son una forma de autolibertad. Nos permiten explorar y experimentar sin límites ni juicios.
>
> VIOLET BLUE

No tengo fantasías

Muchas personas con bajo deseo sexual me comentan en terapia que no tienen fantasías, es más, que nunca las han tenido.

No creas que eres una persona rara o poco sexual por no tener fantasías. Que no las hayas identificado no significa que no las tengas. Quizá nunca te has parado a pensar en ello o, cuando lo has hecho, has pensado que eso no estaba bien y has bloqueado el pensamiento porque te has sentido rara, culpable o te ha dado vergüenza.

Darte permiso para fantasear es el primer paso para que las ideas vengan a tu mente. Si tienes la capacidad de imaginar, tienes la capacidad de desarrollar fantasías.

Las fantasías son representaciones mentales de situaciones, experiencias o deseos eróticos. Son solo ideas, no tenemos por qué llevarlas a la realidad. A veces, si las materializamos, pierden su carácter excitante, porque realmente era nuestra imaginación la que le otorgaba tanto erotismo y placer a la escena. Es posible que, después de hacer realidad una fantasía concreta, nuestra mente empiece a generar otras nuevas. Quizá, lo más estimulante de fantasear es saber que es muy difícil llevarlo a cabo y eso lo hace más atractivo.

Como decía, no debes sentirte culpable por pensar en comportamientos sexuales diferentes, que consideras poco frecuentes o por tener fantasías con otras personas diferentes a tu pareja. Eso no significa que no la ames ni que quieras tener una relación con alguien más. Las fantasías son solo pensamientos, no son actos. Entre lo que pensamos y lo que hacemos está nuestra intención, si queremos o no llevarlo a cabo.

Las fantasías suelen evolucionar con el paso del tiempo y van cambiando a lo largo de nuestra vida, al igual que cambian nuestros deseos, necesidades o preferencias. A medida que tienes más experiencias sexuales y exploras más tu sexualidad, irán surgiendo nuevas fantasías. Puede que algunas dejen de excitarte debido a la repetición o a la familiaridad, a que tu cerebro se ha habituado a ellas. Necesitarás entonces seguir explorando. Otras, sin embargo, mantienen su atractivo con el paso del tiempo o incluso se vuelven más emocionantes.

Muchas fantasías nos atraen porque se alejan de la realidad y para muchas personas lo más excitante es lo nuevo, lo raro o lo poco normativo. No te sientas mal por tener fantasías poco frecuentes.

La importancia de las fantasías

> Las fantasías sexuales nos permiten vivir experiencias eróticas que de otra manera no podríamos experimentar.
>
> NANCY FRIDAY

Las fantasías no tienen por qué ser grandes historias de ficción elaboradas. A veces son solo imágenes aisladas que nos resultan excitantes o eróticas. Por ejemplo, pensar en una voz que nos susurra algo, en una mirada seductora que nos atrapa, en comportamientos que nos estimulan, en partes del cuerpo del otro que nos atraen, en la imagen de dos personas teniendo sexo, etc.

Nuestro cerebro es el órgano sexual más potente que tenemos. Si no tenemos fantasías, el deseo sexual decae. Las fantasías nos ayudan a activar el deseo sexual.

Nuestra mente es lo importante. No nos excitamos viendo un cuerpo, por muy perfecto que sea o por mucho que se ajuste a nuestro prototipo de belleza. Nos excitamos con los pensamientos que nuestra mente genera al ver ese cuerpo, con lo que imaginamos que vamos a sentir al tocarlo y con lo que sentimos cuando nos tocan. Por eso, si conseguimos identificar y desarrollar fantasías sexuales, tendremos asegurado el deseo, nos entrarán ganas de tener relaciones o de masturbarnos porque nuestra mente se está dando permiso para fantasear.

También podemos tener relaciones sexuales placenteras sin tener fantasías, a través de la estimulación sensorial de las zonas erógenas de nuestro cuerpo, claro que sí. Pero si a eso le añadimos el componente mental de la imaginación, nuestra respuesta sexual se dispara generando más excitación, más placer y más orgasmos.

¿Qué puedo hacer para desarrollar fantasías sexuales? Buscar un objeto de deseo

Lo primero que tienes que hacer si no tienes fantasías es buscar a alguien que te guste. Si esa persona es tu pareja, ¡perfecto, puedes incluirla! Si no tienes pareja o si ya lleváis mucho tiempo juntos, no te sientas culpable si piensas en otra persona u objeto de deseo. Pasado el enamoramiento, es algo propio de la condición humana.

A veces, en consulta, me encuentro con muchas personas que me dicen que no les gusta nadie, que hace tiempo que no piensan en el sexo, que no tienen fantasías, que se sienten poco sexuales o asexuales, que se pasan el día trabajando y no tienen tiempo para pensar en ello. Se han olvidado de su sexualidad.

Podemos vivir sin sexo, claro que sí, pero ¿por qué vas a renunciar a una parte de ti que solo tiene ventajas para tu salud física y mental?

Cuando un paciente me dice que quiere trabajar en

ello para recuperar su deseo y tener fantasías, mi primera pauta es: «¡Busca a alguien que te guste!». «¿Dónde? No hay nadie que me guste», suele ser la respuesta.

Busca estímulos sexuales en tu día a día.

Si tenemos en cuenta el prototipo de persona que nos gusta, nuestros propios cánones de belleza, la ciencia nos dice que podemos sentirnos atraídos por media humanidad. Sí, has leído bien, media humanidad puede captar tu atención y despertar tu sexualidad. Pero quizá sueles ir por la calle sin mirar a la gente, pensando en otras cosas, y no reparas en el atractivo de los demás.

Busca a personas atractivas

A ti, que estás leyendo estas líneas: el primer ejercicio que te propongo es que te fijes en la gente que te parece atractiva cuando vas por la calle. Puede ser una persona que te cruzas en un paso de cebra, los modelos de los carteles de publicidad que ves en la parada del autobús, el dependiente del supermercado, tu monitor del gimnasio... Da igual quién sea. Lo importante es que pongas tu mente en «modo sexual» y que busques objetos de deseo. Sal a la calle a buscar a esa media humanidad que te atrae aunque aún no te hayas dado cuenta.

Si no encuentras a nadie o vives en una isla desierta, puedes recurrir, por ejemplo, a actores o actrices de cine o televisión.

Una vez que has identificado a alguien que te gusta, el

siguiente paso es imaginar un encuentro sexual con esa persona. Recuerda que el sexo no es solo coito. Sexo puede ser una caricia, una mirada, un beso, unas palabras al oído, el aroma de su cuerpo, etc. Deja que fluya tu imaginación y si lo que piensas, te excita, ¡bingo!, ya tienes tu primera fantasía.

En este punto del libro, te aconsejo parar y dejar de leer durante unos días. Sal a la calle, haz la tarea y reflexiona sobre lo que has sentido. ¿No te ha gustado nadie?, ¿no ha surgido en ti ninguna fantasía?, ¿tu deseo sexual aún está bajo mínimos? Tranquila, hay más ejercicios. Sigue leyendo.

Lecturas o cine erótico

Otro ejercicio que te puede ayudar a descubrir o desarrollar fantasías es leer literatura erótica, escuchar audiolibros o ver películas. No me refiero a ver pornografía, sino escenas eróticas en películas o series imaginando que eres tú la protagonista. Esto supone prestar atención a esos estímulos sexuales que tenemos desatendidos y que están presentes en lo cotidiano de nuestras vidas.

Recurre al pasado

Recordar momentos de nuestro pasado en los que hayamos tenido experiencias sexuales satisfactorias también puede despertar nuestra imaginación. Busca recuerdos de instantes de placer que activaron tu sexualidad en un momento de tu vida, aunque fueran con tu expareja o con aquella persona con la que pasaste una noche y nunca más te llamó. Da igual.

Pensar en un encuentro erótico con tu ex no significa que le eches de menos ni que quieras volver con él, ni siquiera que tengas que recurrir a tus recuerdos con él para excitarte, pero puede ser un buen punto de partida para despertar tu sexualidad en este momento. No te preocupes, más adelante llegarán otras fantasías y otras personas que activarán tu deseo. Es algo temporal.

Identifica tus pensamientos excitantes

Para desarrollar tus fantasías, también puedes probar a pensar en el momento antes de llegar al orgasmo cuando te masturbas. ¿Qué se te pasa por la cabeza en ese instante? ¿Qué imagen te viene a la mente?

Esas imágenes eróticas, esos pensamientos que nos vienen a la cabeza, esas palabras que nos decimos a nosotras mismas o que escuchamos de nuestra pareja son nuestras fantasías actuales, o pueden ser el inicio de ellas.

Tipos de fantasías

Todas las fantasías son válidas. En efecto, no hay fantasías correctas o incorrectas, siempre que las personas involucradas sean adultas y haya consentimiento y respeto entre ellas.

Realmente, tu imaginación y creatividad pueden ir mucho más allá de todo lo que ya está escrito sobre fantasías. Es más, si tienes una que consideras demasiado rara y que no se parece en nada a las típicas que suele tener la gente, ¡enhorabuena!, significa que tienes mucho ingenio, al menos para el sexo...

A continuación veremos cómo catalogar las fantasías en función de su contenido.

Fantasías de dominación-sumisión

¿Te has parado a pensar cuál de estos dos roles enciende más tu deseo? ¿Te gusta más llevar la iniciativa o prefieres que la lleve la otra persona? ¿Te sientes más cómoda teniendo un rol activo y dominante en la cama o con una actitud más pasiva? ¿Buscas un empotrador o te gusta llevar las riendas y hacer lo que quieras con él?

No es necesario que te imagines sintiendo dolor o sometiéndote a humillaciones. El mundo del BDSM es complejo y muy amplio.

BDSM son las iniciales de las palabras: *bondage* (ataduras), *discipline* (disciplina), *dominance* (dominación), *submission* (sumisión), *sadism* (sadismo) y *masochism* (masoquismo). Estas palabras describen las diferentes facetas y prácticas que engloba el BDSM.

Hay personas que solo juegan un ratito a ponerse un

antifaz o unas esposas, a darse un cachete en las nalgas o a agarrarse del pelo; otras hacen del BDSM su estilo de vida en pareja, y lo llevan hasta las últimas consecuencias. Los límites los ponéis tú y tu pareja. Y siempre pactando con antelación las líneas rojas.

El libro *Cincuenta sombras de Grey*, de E. L. James (cuyo nombre real es Erika Mitchell), se publicó en 2011 y popularizó el BDSM, reflejando algunas de estas prácticas en el contexto de una relación íntima y siempre de manera consensuada en forma de contrato. El libro se convirtió en un fenómeno mundial y dio lugar a una trilogía y a su posterior adaptación cinematográfica.

Si no has probado el BDSM nunca, te animo a que lo hagas, simplemente a modo de juego. Ceder el control de tu placer a otra persona puede ser muy excitante, al igual que poseerlo.

Eso sí, ten en cuenta que lo más importante aquí es que haya una comunicación clara y sincera, y establecer de antemano unos límites y una palabra de seguridad que te garantice que, si en algún momento te sientes incómoda, tu pareja parará la situación. Recuerda que cedes el control, pero solo hasta donde tú quieres. Los límites los marcas tú.

Sesión de DJ

Se encontraron con un *match* de Tinder e inmediatamente empezaron a chatear. Conectaron bien y la conversación los cautivó a los dos. La química era palpable en cada frase y, sin darse cuenta, fue subiendo el tono de la charla, cada vez más sensual.

Imaginaron juntos su primera cita, incluso el vino que tomarían. Detallaron ese día de principio a fin y se prometieron un encuentro que les dejara huella a los dos.

Ella buscaba un chico educado y respetuoso y él, una chica atrevida, segura de sí misma y con las cosas claras sobre lo que deseaba. «Es el *match* perfecto», pensó ella.

Estuvieron hablando hasta altas horas de la madrugada, conectaron también en redes sociales y, entre palabras ardientes, se prometieron encontrarse en persona. Pero eso no sucedió, al menos por aquel entonces.

Se regalaron algún «me gusta» en redes y él, muy de vez en cuando, le enviaba un mensaje diciéndole: «Tengo ganas de conocerte, morenita». Ella le contestaba, pero nunca llegaban a concretar.

Pasaron muchos meses de silencio entre ellos y casi tres años más tarde se reencontraron de nuevo en Tinder. Era su segundo *match* y ambos se sorprendieron. Entre risas, mantuvieron una conversación que dejaba clara una amistad entre ellos.

Parecía que todo había acabado mucho antes de empezar, pero ella recordaba la primera vez que habían hablado y no podía evitar ojear sus fotos en Instagram. Su cuerpo bronceado al sol era todo un espectáculo que le despertaba continuas fantasías. «Demasiado perfecto», pensaba ella.

Un par de meses después recibió un mensaje de él:

«Hola, morenita, he soñado contigo». Con curiosidad, ella le preguntó cómo había sido el sueño y él le contó que se trataba de un sueño erótico. Fue sutil, no quiso entrar en muchos detalles, pero dejó claro su interés por ella.

«Después de tanto tiempo, creo que nos merecemos la oportunidad de conocernos un día en persona», propuso él.

«Estoy de acuerdo», contestó ella mientras en su mente iba trazando el plan con deseo. «Si no quedo con él ahora, quizá tenga que esperar otros tres años. Es ahora o nunca», pensó decidida.

Él añadió un toque muy seductor a su invitación: «Quiero invitarte a cenar en mi casa. Soy buen cocinero. Dime el menú que quieres y lo elaboraré especialmente para ti. Te trataré como a una reina, como te mereces».

Con ese gesto, fijaron la cita para el sábado siguiente.

«Esto es aún mejor que en mis fantasías», se decía ella. «Además de ser espectacularmente guapo, es atento, educado y me trata de manera increíble. Me fascina este chico».

Ella llegó a su casa a las diez de la noche, él escuchó el eco de sus tacones por el pasillo, abrió la puerta y le encantó ver la seguridad con la que ella caminaba, con su ajustado vestido negro y unos zapatos de tacón de aguja. Veía sus labios rojos cautivándole al llegar. Ella también se sorprendió al verlo y pensó: «Guau, es más guapo y elegante que en las fotos». Se saludaron con un discreto beso en los labios y él la invitó a pasar.

La casa, minimalista y decorada con buen gusto, estaba perfectamente limpia y ordenada.

«¡Qué casa tan bonita!», exclamó ella al entrar.

«Gracias, ¡eres muy guapa!», respondió él.

La invitó a sentarse y a ponerse cómoda en el sofá.

«Tengo la cena en el horno, voy a terminar de prepararla. Tú quédate aquí tranquila y disfruta mientras yo termino. Te traeré el vino que te gusta. ¿Qué música quieres escuchar?», le preguntó.

Ella lo observaba con admiración mientras él preparaba la mesa con detalle. Puso velas y música de jazz de fondo. Incluso le acercó su teléfono móvil, que había quedado en la entrada, para que pudiera entretenerse.

Cenaron, charlaron y después del postre, él le dijo: «Tengo un regalo para ti».

Era un pequeño detalle, un souvenir de su último viaje. Cada minuto que pasaba, más crecía la fascinación de ella hacia él. La atracción y la conexión entre ellos era evidente y se inició un juego de besos sensuales entre los dos.

«Ven, quiero enseñarte algo», susurró él.

La condujo a una habitación espaciosa en la que solo había una mesa de DJ, altavoces y un ordenador. El detalle más sorprendente fue un foco de luz roja que encendió para iluminar sutilmente la habitación.

«¡Quiero poner música para ti!», dijo emocionado.

Bailaron música tecno mientras terminaban juntos la botella de vino. Se besaron apasionadamente y, cuando la música se volvió más suave, él susurró le al oído: «Haz conmigo lo que desees».

Ella comenzó a desnudarlo.

Su cuerpo era espectacular, musculado y moreno. Le

quitó la camisa y más tarde, el pantalón. El deseo ardía en su interior y quería pasar a la acción. Sus cuerpos se rozaban mientras bailaban y, con voz seductora, ella le pidió: «Quítame el vestido».

Se besaron sensualmente al ritmo de la música. Él acariciaba su cuerpo mientras le decía lo sexy que estaba con su conjunto de lencería negra y los tacones. Ella lo desnudó por completo. Impactada por su imponente erección, le tocó y manoseó todo su cuerpo, excitándose con cada caricia que le regalaba. Lo miró con deseo de arriba abajo y lo invitó a tumbarse desnudo en el suelo de la habitación.

De pie, muy excitada, con la cara de él entre sus piernas, bailó de forma seductora mientras se quitaba lentamente el tanga. Él disfrutaba de unas vistas maravillosas y con su mirada le imploraba más.

Entonces ella le propuso: «Cómeme entera», al tiempo que se sentaba sobre su cara y posaba su vulva mojada sobre la boca de él.

Se movía con sutileza, buscando el placer sobre su clítoris, presionando contra su boca, humedeciendo el rostro de él y recibiendo el maravilloso tacto de su lengua, con suaves lamidas cada vez más intensas y movimientos de succión.

Lo disfrutó largo rato, él también.

Su excitación estaba al máximo, pero no quería terminar, quería seguir. Ella no recuerda en qué momento de la canción alcanzó el orgasmo. Fue brutal.

«Me ha encantado», dijo él.

Luego fue a buscar la segunda botella de vino y la noche continuó. Más música, más sensualidad, más deseo, más pasión, más sexo y más sudor bajo la luz roja, que los animaba a ser más atrevidos aún.

Fue la mejor sesión de un DJ.

El sexo continuó entre ellos. Ella, encima, sentía cómo él elevaba la pelvis para darle más placer, pretendía penetrarla hasta lo más profundo. Era una entrega exquisita al placer. Ella dirigía los movimientos, buscando el éxtasis con cada uno de ellos. Él le acariciaba el pecho y disfrutaba del rebote de sus nalgas sobre sus muslos. La miraba con expresión animal, exhausto de excitación. Ninguno de los dos quería que ese momento llegara a su fin.

Después del orgasmo de ambos y con el último sorbo de vino, decidieron ir a dormir. Ya en la habitación, bajo las sábanas, sus cuerpos se encendieron una vez más. Hicieron el amor de un modo más tranquilo y durmieron abrazados.

Cuando ella despertó, él ya había preparado el desayuno.

Pidieron un taxi y, con un suave beso, se despidieron con la incertidumbre de no saber si habría un nuevo encuentro en el futuro.

Un par de semanas más tarde, ella recibió un mensaje de él: «¿Qué tal, morenita? Me gustaría volver a verte».

Ha pasado más de un año desde aquel mensaje y, aunque los dos lo desean, no se han vuelto ver. El destino será quien lo decida.

Lugares prohibidos o inusuales

Implica fantasear con la idea de tener sexo, por ejemplo, en lugares públicos, en el trabajo, en un ascensor, etc. Son muchas las escenas de cine que representan este tipo de fantasías. ¿Has pensado alguna vez en hacerlo con tu pareja o en tener un encuentro así con alguien desconocido?

Juegos de rol

Se trata de jugar a interpretar diferentes roles, por ejemplo, profesiones: médico-enfermera, taxista-cliente, etc.

Este tipo de fantasías se explican detenidamente más adelante.

Fantasías *swingers*

Son fantasías de sexo en grupo, de tríos o de intercambios de pareja. Cada vez son más frecuentes los clubes *swinger* a los que las parejas acuden a cumplir la fantasía de tener sexo con otras personas.

Muchas parejas me dicen que acuden a estos locales simplemente a tomar algo, como quien sale a bailar a una discoteca, y pactan entre ellos no hacer nada con nadie. El simple hecho de estar allí ya despierta en ellos su propia fantasía y les excita.

Existen hoteles *swingers*, cruceros *swingers*, playas *swingers* o spas *swingers*.

Te animo a buscar en Google los clubes *swingers* de tu ciudad. Seguro que te sorprendes.

Exhibicionismo o voyeurismo

Hay personas a las que le gusta sentirse observadas o mirar cómo otros tienen sexo.

Detrás de un libro

Acercándose a los cincuenta, Diana y Luis decidieron escapar del frío invierno de Madrid para pasar unas vacaciones en República Dominicana.

El resort era espectacular y, aunque la vista desde la terraza de la habitación no era la mejor, contaba con un irresistible jacuzzi al aire libre. Después de un día de playa, sol y mojitos, subieron a la habitación dispuestos a relajarse con un baño a media tarde.

Entraron con el bañador puesto, pero rápidamente se desnudaron. Mientras las burbujas comenzaban a envolverlos, la magia empezó a surgir.

Diana extendió sus piernas y con sus pies fue buscando los genitales de él, jugueteando de forma tentadora. Era un momento relajante, ella no pretendía ir más allá, hasta que empezó a notar la erección de él.

Luis, que observaba los balcones de las habitaciones de enfrente le susurró a Diana: «Tenemos una espectadora». Ella se giró y vio a una mujer de unos cuarenta y pico años sentada en una silla de la terraza de su habitación, dispuesta a leer un libro. Desde allí, tenía una visión directa de su jacuzzi y la distancia entre ambos edificios era corta. No había nadie más en ninguna otra terraza.

Ambos se miraron cómplices y Diana le dijo: «Aquí no nos conoce nadie». Ese fue el detonante para que ambos se encendieran. Comenzaron a besarse apasionadamente, acariciando sus cuerpos y excitándose mutuamente.

La mujer, en lugar de entrar en la habitación, decidió quedarse y contemplar la escena. Levantó la vista del libro y sus ojos se encontraron con los de Diana y Luis, retándoles a continuar. Descruzó las piernas para ponerse cómoda, dejando al descubierto sus muslos. El vestido de tela fina que llevaba era muy corto.

Diana, muy excitada, fue acomodando su cuerpo bajo el agua hasta sentir la penetración de Luis. Las burbujas no permitían ver con nitidez, pero el movimiento de sus cuerpos no dejaba lugar a dudas. Diana, a punto de llegar al clímax, le dijo a Luis: «Levántate y deja que te vea». Él lo hizo, mostrando su torso desnudo y su erección. Ella le agarró el pene y comenzó a tocárselo suavemente mientras, de reojo, observaba a la mujer.

Luis decidió ponerse sus gafas de sol, aunque no las necesitaba. Estaba excitado y al mismo tiempo un poco cohibido al sentirse observado por la mujer desconocida. Veía el deseo y la excitación en los ojos de Diana, que quería ser más atrevida aún. Ella se acercó lentamente y metió la polla de Luis en su boca, saboreándolo despacio y marcando movimientos descarados con su lengua.

La mujer, aparentando estar más interesada en su libro, pasó una página, pero la mirada se le escapaba continuamente. Luis, muy consciente de ello, no pudo contenerse más y sacó el pene de la boca de Diana para eyacular sobre su pecho.

La mujer, discretamente, cerró su libro y se dirigió al interior de su habitación y echó las cortinas.

Diana, entre risas de nerviosismo y excitación, miró a Luis con complicidad y le dijo: «Mañana más y mejor».

Cumpleaños especial

«Llevaba mucho tiempo anhelando llevarla a cabo, pero nunca había tenido la oportunidad. Aquella noche con Juan era perfecta.

»Era el día de mi cumpleaños. Me puse un vestido ceñido de canalé, corto y sensual, que estaba deseando estrenar. Nos fuimos a cenar a un restaurante con música en vivo. A los dos nos encanta comer y compartir esa experiencia juntos, quizá por eso disfruto tanto cuando él me saborea, igual que hacérselo yo a él, ja, ja.

»Tomamos un cóctel y le susurré al oído: "Quiero hacer realidad una fantasía, pero necesito estar más desinhibida. Pide otro cóctel". Él me respondió: "No, no. Ahora es el momento, no me puedes dejar así, me estás poniendo muy cachondo".

»Me dirigí al baño y me quité el tanga, que, con ese simple gesto, ya estaba calado. Solo pensar que iba a hacer aquello hizo que mis bragas se mojaran antes de llegar al baño.

»Él no sabía lo que yo iba a hacer, no tenía ni idea. Estaba expectante, allí sentado, ansioso, esperando a que yo regresara del baño. Al volver, le dije: "Tengo algo para ti. Dame tu mano". Y le entregué el tanga con disimulo. A Juan se le abrieron los ojos como platos, se volvió loco y ya no pudo dejar de mirarme todo el rato. Su mirada estaba fija en mi entrepierna mientras decía: "Es que no puedo parar de pensar en que debajo de ese vestido no llevas bragas".

Intentaba acercar su mano para acariciarme y meter sus dedos, pero estábamos rodeados de gente. El restaurante estaba lleno.

Fue la primera vez que estuve en público sin bragas. Estaba calada y tenía los muslos mojados.

Seguimos un rato allí, disfrutando de la música, pero enseguida nos fuimos a casa. Los dos estábamos deseando más.

Cuestionario de fantasías sexuales

El hecho de tener una fantasía no significa que necesariamente haya que llevarla a cabo, pero es importante aprender a identificarlas para ser conscientes de aquello que nos excita, tanto en solitario como en pareja. Solamente hablar de ello puede ser un gran estímulo para incrementar el deseo y la excitación.

Este cuestionario, lo he elaborado con el objetivo de que la persona se autoconozca mejor, de que explore su mente en busca de nuevas fantasías y, sobre todo, de contar con una herramienta que facilite la comunicación en pareja.

Quizá cuando leas algunos ítems del siguiente cuestionario, sientas repulsión, asco o creas que la gente que hace eso está loca. Intenta no juzgar a nadie y abre tu mente. Las fantasías que aquí aparecen son muy frecuentes.

«El respeto por las fantasías sexuales de los demás es un signo de madurez emocional y de aceptación de la diversidad humana», declaró Michel Foucault.

Instrucciones:

El cuestionario debe rellenarse de forma individual y ser contestado honestamente.

Una vez que los dos miembros de la pareja lo han cumplimentado, deben poner en común y debatir sobre los diferentes ítems. No es recomendable hacerlo conjuntamente, porque las respuestas de uno pueden condicionar las del otro. Incluso con el silencio también comunicamos.

En los apartados que he dejado en blanco podrás anotar cualquier otra fantasía que tengas y que no aparece en el listado.

Valoración de cada ítem:

1: No quiero hacerlo. Lo detesto con solo pensarlo.
2: No creo que me vaya a resultar agradable.
3: No sé si me gusta o no. Estoy indeciso en relación con probarlo.
4: Me gusta. Quiero hacerlo.
5: Me encanta y quiero hacerlo con frecuencia.

	Práctica sexual	1	2	3	4	5
1	Recibir masajes o caricias					
2	Dar masajes o caricias					
3	Hacer el amor mirándose a los ojos					
4	Hacer el amor a oscuras					
5	Hacer el amor en un ambiente muy iluminado					
6	Apagar la luz y enfocarnos con una linterna mientras tenemos relaciones sexuales					
7	Crear una atmósfera relajante (música, velas, aromas, etc.)					
8	Besar o chupar la parte posterior o los lados del cuello					

9	Besar o chupar el lóbulo y la parte trasera de las orejas					
10	Besar o chupar la cara interna de los muslos					
11	Besar o chupar el costado					
12	Besar, chupar o mordisquear los pezones y la zona de alrededor de los senos					
13	Masajear, besar o mordisquear la espalda (la zona cercana a los hombros y la zona baja suelen ser las más erógenas)					
14	Acariciar o besar los glúteos					
15	Acariciar o besar los pies					
16	Enjabonarse en la ducha juntos					
17	Sorprender a mi pareja metiéndome en la ducha con él/ ella					
18	Pintarle el cuerpo					
19	Que me pinten el cuerpo					
20	Leer un relato erótico juntos					
21	Escuchar un audiolibro erótico juntos					
22	Jugar a juegos de mesa eróticos (dados, cartas, tarjetas con retos…)					

23	Jugar con un hielo en la boca sobre su cuerpo					
24	Desnudar a mi pareja lentamente					
25	Salir sin ropa interior y comentárselo a mi pareja cuando ya estemos en la calle					
26	Que me masturbe sin quitarme la ropa interior					
27	Ver a mi pareja vestirse o desvestirse					
28	Que me mande mensajes picantes al móvil cuando estamos con más gente					
29	Pedirle a mi pareja que no se masturbe cuando está de viaje. Enviarle mensajes, fotos o vídeos eróticos y que tenga que aguantar las ganas					
30	Pactar con mi pareja un tiempo sin sexo, pero con mucha estimulación erótica entre ambos					
31	Rociar partes de mi cuerpo con algún licor y que mi pareja lo lama (champán, cerveza, refrescos...)					
32	Recibir mensajes de mi pareja diciéndome lo excitado que está en ese momento					
33	Visitar un sex shop juntos					

34	Atracción o fetichismo por la ropa interior sexy					
35	Fetichismo de medias					
36	Usar máscaras y antifaces					
37	Atracción o fetichismo por el uso de prendas de cuero o látex					
38	Jugar a ser desconocidos que se seducen					
39	Juego de roles: chica tímida / chico que seduce					
40	Juego de roles: chica atrevida / chico tímido					
41	Juego de roles: médico/paciente					
42	Juego de roles: profesor/estudiante					
43	Juego de roles: policía/detenido					
44	Juego de roles: secretaria/jefe					
45	Juego de roles: repartidor a domicilio / dueña de la casa					
46	Juego de roles: vampiro/víctima					
47	Juego de roles: superhéroe/villano					
48	Juego de roles: realeza/sirviente					
49	Juego de roles: estrella de cine/fan					

50	Juego de roles: prostituta/cliente					
51	Juego de roles: gigoló/clienta					
52	Postura sexual con la mujer encima					
53	Postura sexual del misionero (el hombre encima)					
54	Postura sexual del perrito (a cuatro patas)					
55	Grabarse en vídeo teniendo sexo					
56	Llevar un pequeño vibrador en la ropa interior al salir a la calle y darle a mi pareja el mando a distancia					
57	Que mi pareja trate de excitarme en un sitio público (restaurante, cine, fiesta, en el coche, etc.)					
58	Dar mordisquitos en diferentes partes del cuerpo					
59	Usar alimentos en la relación sexual (nata, sirope, chocolate, frutas, etc.)					
60	Gemir y gritar					
61	Intercambiar saliva con mi pareja					
62	Jugar con nuestros fluidos					
63	Que me diga cosas obscenas mientras tenemos sexo					
64	Sexo en el coche					

65	Sexo al aire libre					
66	Sexo en jacuzzis o piscinas					
67	*Petting* (sexo con ropa, frotarse)					
68	Tener sexo estando uno vestido y el otro desnudo					
69	Jugar a dominar al otro					
70	Jugar a ser dominado					
71	Dar azotes o cachetes					
72	Recibir azotes o cachetes					
73	Usar juguetes sexuales					
74	Usar aceites, lubricantes o cremas					
75	Usar pinceles o plumas para acariciar					
76	Atar o restringir el movimiento de mi pareja					
77	Que me ate o restrinja mi movimiento					
78	Usar disfraces o uniformes					
79	Fetichismo de objetos (zapatos, por ejemplo)					
80	Fetichismo de uñas (uñas largas o decoradas)					
81	Depilar a mi pareja					

82	Sentir el peligro de que nos puedan pillar (sitios públicos)					
83	Exhibicionismo (abrir la puerta a poder ser observado)					
84	Voyerismo (observar a otras personas mientras tienen relaciones sexuales)					
85	*Flashing* (mostrar partes del cuerpo de forma rápida y provocativa)					
86	Hacerle un striptease a mi pareja					
87	Que mi pareja me haga un striptease					
88	Masturbar a mi pareja (con o sin lubricante)					
89	Masturbar a mi pareja con los pechos					
90	Masturbar a mi pareja con los pies					
91	Ver a mi pareja masturbarse					
92	Masturbarnos mutuamente					
93	Hacer un 69					
94	Practicar sexo duro					
95	Tocar la zona del ano por fuera					
96	Meter un dedo en el ano					
97	Tener sexo rápido («Aquí te pillo, aquí te mato»)					

98	Buscar el punto G de mi pareja con los dedos					
99	Buscar el punto G de mi pareja con un juguete sexual					
100	Cunnilingus					
101	Felación					
102	Que mi pareja me despierte en mitad de la noche haciéndome sexo oral					
103	Frenar la estimulación en los puntos más álgidos para alargar la relación sexual lo máximo posible					
104	Beso negro					
105	Meter los testículos en mi boca o chuparlos					
106	Sexo anal					
107	*Sexting* (enviar fotos, mensajes o vídeos eróticos)					
108	Hacer videollamadas eróticas o sexuales					
109	Ver pornografía con mi pareja					
110	Imitar escenas eróticas de películas					
111	Imitar escenas pornográficas viendo vídeos					

112	Visitar un club liberal (sin hacer nada con otras personas)					
113	Visitar un club liberal y tener sexo allí con mi pareja mientras somos observados por otras personas					
114	Masaje con final feliz					
115	Ir a una playa nudista					
116	Orgía					
117	Intercambio de parejas					
118	Tríos					
119	*Cuckolding* (ver a mi pareja teniendo relaciones sexuales con otra persona)					
120	*Hotwifing* (tener relaciones sexuales con otras personas con el consentimiento de mi pareja)					

Las fantasías sexuales en pareja

Y ahora la gran pregunta: ¿el sexo que tienes con tu pareja se parece, al menos en cierta medida, a tus fantasías? Esta es la clave para tener el mejor sexo en pareja que puedas imaginar.

Si habláis de lo que os gusta y os acompañáis intentando llevar a cabo fantasías comunes, el sexo nunca será rutinario entre vosotros. La pasión no decaerá. Además, hablar de ello fortalecerá vuestra intimidad y vuestra conexión emocional, porque estaréis creando un espacio de confianza en el que los dos os sentiréis cómodos. Aunque, con el paso del tiempo, tu pareja ya no te resulte tan atractiva como al principio de la relación, si introducís y compartís fantasías, el sexo siempre será novedoso, porque, tal y como hemos dicho antes, los gustos van evolucionando con el tiempo. Es un descubrimiento mutuo conjunto. Te animo a volver a rellenar el cuestionario dentro de tres años. Seguro que descubres que te atraen nuevas experiencias que hoy en día ni te imaginas.

Mantener la chispa viva en la pareja es acompañarse mutuamente en el camino de las fantasías. Ni siquiera es necesario llevarlas a cabo para encender la pasión. El simple hecho de hablar de ello ya estimula el deseo y os hace conectar de una forma más íntima.

En ocasiones, me he encontrado a parejas en consulta que tienen claras sus fantasías, pero que no se atreven a hablar de ello con su pareja, y menos aún a proponerle llevarlas a cabo. Me piden que yo les ayude en ese proceso. Si ninguno de los dos se atreve a dar el paso, suelo facilitarlo yo. Primero, evalúo si sus fantasías son compatibles y después expongo el tema abiertamente en una sesión, pero de un modo general, sin entrar en detalles. Es un primer paso para que ellos dejen de considerarlo un tema tabú, para que pierdan la vergüenza al hablar de ello y empiecen a sentirse más cómodos y libres explorando su sexualidad sin prejuicios.

A partir de ahí, les voy dando pautas para que ellos cojan confianza y lo hablen fuera de la consulta. El cuestionario de fantasías es una buena herramienta para romper el hielo.

Os cuento el caso de Pablo y Rebeca, que acudieron a terapia sexual conmigo porque él tenía bajo deseo y ella le demandaba tener sexo frecuentemente.

Ella interpretaba el bajo deseo de Pablo como un signo de desinterés hacia ella y me decía: «Creo que no le gusto y que por eso no le apetece, ya no tengo el mismo cuerpo de antes. No me siento deseada por él, me asusta que tenga una amante y que por esa razón no me busque a mí sexualmente».

Después de evaluar cómo eran sus relaciones sexuales, su nivel de comunicación, sus muestras de afecto y otros aspectos no sexuales de la relación de pareja, Pablo confesó que le costaba mucho hablar de sus fantasías con ella. Le daba miedo que Rebeca pensara que era un degenerado por pensar esas cosas, que no lo entendiera y que pudiera surgir un conflicto entre ellos. Me dijo que ella le gustaba mucho físicamente y como persona, que la quería y que no había otra mujer en su vida, pero que había perdido la chispa en las relaciones sexuales con ella. «Siempre es sota, caballo y rey».

No voy a explicar aquí toda la terapia que hice con ellos, pero uno de los principales puntos fue conseguir que hablaran francamente el uno con el otro sobre sus fantasías. La primera pauta que les di es que buscaran un ratito de ocio los dos solos, sin niños, para ir a tomar algo y sacar el tema. Hablaron de ello como un juego y con una pequeña dosis de sentido del humor. Él le confesó que tenía la fantasía *swinger* de verla con otro hombre. Ella nunca se lo había imaginado y no había pensado en ello. Pasaron toda la tarde hablando, se excitaron con la conversación y esa noche tuvieron sexo.

Aunque yo les expliqué que era una fantasía muy frecuente, Rebeca no quería llevarla a cabo, no se sentía preparada para ello. Pablo le dijo que no tenían por qué hacerlo y que siempre respetaría su decisión. Eso le dio confianza a ella para seguir con el juego, ya que tenía la certeza de que no lo harían.

En las siguientes sesiones, me contaron que se habían comprado una tablet y habían creado una cuenta de correo de pareja para buscar información y consultar foros. Sacar la tablet y empezar a buscar era ya la antesala de la excitación que los llevaba a tener sexo después. La frecuencia de sus relaciones sexuales aumentó muchísimo después de esto.

Buscaron locales *swinger* en Madrid, hablaron de su fantasía en foros de internet e incluso se descargaron una aplicación en la que subieron algunas fotos en pareja, sin mostrar su cara. Rebeca seguía diciendo que no quería hacerlo, pero reconocía que el hecho de acercarse a ese «mundo prohibido» le resultaba muy excitante.

Lo último que supe de ellos es que habían ido a tomar algo a un bar muy cerca de uno de los locales liberales, aunque no se habían atrevido a entrar.

Quizá te estés preguntando si cumplieron la fantasía. Te contesto diciéndote que eso es lo menos importante de todo. ¡Qué más da! Consiguieron comunicarse, retomar su vida sexual y volver a sentir deseo y ganas de disfrutarse el uno al otro. Y, sobre todo, ganaron confianza y complicidad al compartir un secreto que solo ellos sabían.

A veces, las fantasías de uno y del otro son muy dispares, y entonces el tratamiento no es tan fácil como en el caso anterior, pero es necesario comunicarse para que la honestidad forme parte de la relación y ambos puedan sentirse libres de fantasear. Si no es así, los problemas de erección en el hombre o las dificultades para alcanzar el orgasmo en la mujer pueden entrar en escena.

Después de leer este capítulo, te animo a que intentes no juzgar a nadie por sus fantasías. Tampoco a ti misma. Las fantasías de los demás son tan válidas como las tuyas propias.

En palabras de Carl Gustav Jung, «el juicio hacia las fantasías sexuales de los demás solo refleja la propia limitación y falta de comprensión».

5

Recuperar la chispa en la relación de pareja

> La sexualidad es una manifestación del deseo de fusionarse con otro ser humano y de experimentar la unión íntima y profunda.
>
> ERICH FROMM

La intimidad, la comunicación y la conexión con la pareja

> La conexión en pareja se enriquece cuando ambos se esfuerzan por entender y satisfacer las necesidades emocionales del otro.
>
> JOHN GRAY

Nos ha atrapado la rutina

¿Sientes que vuestra relación ha cambiado mucho? ¿Estáis inmersos en la rutina del día a día sin tiempo para vosotros? ¿Te sientes distanciada de él física y emocionalmente? ¿Has perdido el deseo o la atracción sexual por él?

Con el paso del tiempo, las parejas se pueden ir distanciando, no solo sexualmente, sino también emocionalmente.

La escena de cada uno en una punta del sofá, sin ni siquiera rozarse con los pies, o la de estar en la cama cada uno con su móvil hasta que se quedan dormidos es muy frecuente, por desgracia. También la de dormir con los niños o la de que uno se vaya a la cama y el otro se quede en el sofá hasta medianoche.

«Estamos muy cansados». «Al final del día, lo único que me apetece es desconectar viendo vídeos en el móvil, no me apetece hablar». «No tenemos tiempo de tener sexo, solo en vacaciones». «Solo hablamos de los niños, y para discutir, porque no tenemos el mismo enfoque de cómo educarlos». «Solo hablamos para que me dé órdenes de lo que tengo que hacer o de lo que se me ha olvidado comprar». «Mis conversaciones de WhatsApp con él son patéticas, solo hay listas de la compra y recordatorios de citas médicas y de cumpleaños de los niños del cole». «Los pocos fines de semana que tenemos libres sin niños los solemos dedicar a quedar con amigos, nosotros solos ya no hacemos nada». «Van pasando las semanas y, cuando nos damos cuenta, no recordamos cuánto hace que no tenemos sexo». Estas frases son un ejemplo de lo que a menudo escucho en mi consulta.

Estos hábitos que se van instaurando en el día a día, por responsabilidades y necesidades familiares, distancian a la pareja y dañan mucho la vida sexual.

La pareja es un sistema dinámico. Cuando uno de los dos elementos de este sistema cambia, inevitablemente el otro también. Nuestro comportamiento influye en el del otro y viceversa. Si yo me alejo, el otro también se aleja como respuesta a mi actitud. Lo positivo es que, al igual que nos distanciamos, también podemos hacer algo para acercarnos. Incluso si tu pareja no quiere cambiar nada de la relación, te garantizo que si tú lo haces, inevitablemente ella también lo hará.

Muchas personas vienen a terapia porque quieren mejorar su vida de pareja sin decírselo al otro, ¡y funciona! Tu cambio repercute en el sistema. Tienes más poder del que crees. Si tú te acercas afectivamente y muestras interés sexual, eso favorecerá que tu pareja esté también más receptiva a un encuentro sexual. ¡Ojo! No es así en todos los casos. En el terreno sexual, insistir al otro suele tener el efecto contrario (no así en el de los afectos, la atención, los detalles y los cuidados). Si uno de los dos insiste continuamente con tener sexo y la otra persona no lo desea pero lo hace únicamente para agradarle, es muy probable que el deseo disminuya. Si nos sentimos presionados a tener sexo y lo hacemos solo para evitar un reproche o un enfado, nuestro deseo sexual caerá en picado.

Primero tendrás que trabajar en reavivar tu propio deseo, en reavivar tu sexualidad, y, una vez hayas despertado esa parte en ti, podrás centrarte en la pasión en tu relación.

Si lo has hablado ya con tu pareja y ambos queréis trabajar para recuperar la chispa, en este capítulo encontraréis pautas y ejercicios para ello. Al leerlos, algunos te parecerán tonterías y no querrás hacerlos. No pienses así, prueba a ponerlos en práctica porque puedes sorprenderte, y mucho, sobre lo que sientes en cada uno.

Lo primero que tienes que hacer es una evaluación de cómo está tu relación de pareja. A veces, los problemas sexuales son solo un síntoma de que la relación está fallando en otro punto. Por eso, hay que empezar recuperando la afectividad y la conexión antes de afrontar el tema sexual.

Triángulo del amor de Sternberg

En 1986, un reconocido psicólogo estadounidense llamado Robert Sternberg formuló la teoría triangular del amor. Según este autor, el amor pleno está formado por tres componentes: pasión, intimidad y compromiso. Las distintas combinaciones de ellos dan lugar a diferentes tipos de amor.

Esta teoría ha sido ampliamente estudiada y usada como marco para comprender las dinámicas del amor en las relaciones humanas. Además, no solo se aplica a las relaciones de pareja, sino también a las relaciones de amistad y familiares.

Quiero exponerla aquí en detalle para que reflexiones sobre el tipo de relación que tienes actualmente y también sobre el tipo de relación que deseas tener en el futuro.

Cariño
Intimidad
Amor Romántico
Pasión + Intimidad
Amor Sociable
Intimidad + Compromiso
Amor
Consumado
Intimidad + Pasión + Compromiso
Encaprichamiento
Pasión
Amor Fatuo
Pasión + Compromiso
Amor Vacío
Compromiso

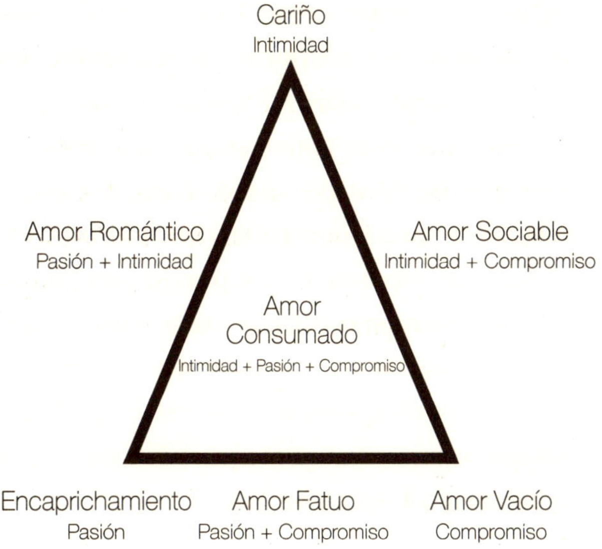

1. ¿Qué es la intimidad? Es la conexión afectiva y emocional con el otro. Incluye confianza, apoyo, cercanía y sentirse cómodo y seguro para expresar tus sentimientos y escuchar los del otro. Supone tener complicidad con esa persona y contarle tus secretos. A la relación que solo tiene intimidad y carece de pasión y de compromiso Sternberg lo llama cariño.
2. ¿Qué es la pasión? Es la atracción física y sexual. Implica intensidad emocional y energía sexual entre dos personas. Es el deseo de tener cerca al otro, de tocarlo y de tener relaciones sexuales. A las relaciones que únicamente tienen pasión y carecen de los otros dos componentes las llama encaprichamiento.

3. ¿Qué es el compromiso? Es la toma de decisiones en común para construir un futuro juntos. Implica invertir tiempo, esfuerzo y recursos para mantener la relación a largo plazo, así como superar los baches y obstáculos que aparecen por el camino. Las relaciones que únicamente tienen compromiso y carecen de intimidad y de pasión son catalogadas por Sternberg como amor vacío. Por ejemplo, los matrimonios de conveniencia que se pactaban entre familias antiguamente para establecer alianzas o los que se acuerdan en la actualidad para conseguir la residencia legal en un país.

La combinación de intimidad y compromiso da lugar al amor sociable: parejas que son muy amigas y que tienen un alto nivel de compromiso, pero a las que les falta la pasión.

Las relaciones con mucha pasión e intimidad darían lugar al amor romántico. Un ejemplo de estas sería la de los amantes, que tienen esos dos componentes pero les falta el compromiso a largo plazo. Saben que su relación tiene fecha de caducidad.

Y las relaciones en las que hay mucha pasión y compromiso pero carecen de intimidad son llamadas por Sternberg relaciones de amor fatuo.

Las relaciones de amor consumado o amor pleno son aquellas que tienen una combinación equilibrada de los tres vértices del triángulo: intimidad, pasión y compromiso.

En muchas ocasiones, uso esta teoría en terapia de pareja para saber cómo es percibida la relación por cada uno de ellos y para conocer las carencias o necesidades que no tienen resueltas.

Al Instituto Psicode acuden parejas en las que uno de los miembros demanda más compromiso y al otro le cuesta dar ese paso, lo que genera un punto de conflicto importante. Esto es muy característico de las parejas en las que uno tiene apego evitativo y el otro apego ansioso.

Otras veces, la pareja tiene una alianza muy firme en relación al futuro, saben que quieren estar juntos para siempre, pero han perdido la pasión (a estas parejas este libro les vendrá bien).

Otros se definen como meros compañeros de piso, han perdido mucho de los tres componentes y están distanciados e incluso se están cuestionando si seguir juntos o no.

Los hay que tienen una amante y acuden para que yo les ayude en terapia a tomar la decisión de si continuar con su pareja.

Pero aun cuando no existe amante, si una pareja acude a mí y uno de los dos tiene dudas, no entro de lleno en la terapia de pareja, pues esta empieza cuando los dos están seguros y se comprometen conmigo a trabajar por la relación de pareja, al menos durante un tiempo.

Es cierto que para muchas, cuando vienen, ya es demasiado tarde y el tema de la separación ya ha salido muchas veces, pero necesito que confíen temporalmente en este proceso y que se esfuercen por seguir las pautas para mejorar la relación. Les suelo pedir que continúen tres meses juntos y que, pasado ese tiempo, evalúen cómo se sienten en pareja y si les ha ayudado o no la terapia. Un par de sesiones no suelen ser suficientes, necesito un poco más de tiempo para trabajar con ellos.

Yo les propongo hacer conmigo el pacto de no hablar de separación en los próximos tres meses. Después, son libres para decidir si quieren romper o no, pero, hasta entonces, necesito que le den un voto de confianza a la terapia y a su propia relación.

Si alguno de los dos tiene dudas más importantes y no está dispuesto a firmar ese compromiso terapéutico, suelo derivarle a terapia individual con otro profesional de mi equipo para trabajar durante unas cuantas sesiones el objetivo concreto de aclararse. Al otro le toca esperar pacientemente a que tome la decisión. En muchas ocasiones, nos encontramos con personas que, cuando hablamos a solas, te dicen: «Yo estoy aquí porque me lo ha pedido como última opción, pero tengo claro que me quiero separar». Hay que ser honestos con el otro. No tiene sentido hacer terapia para ganar tiempo o para que la otra persona se vaya haciendo a la idea cuando se tiene clara la decisión de la separación.

Pero si se hace el compromiso de trabajar tres meses para intentarlo, retomamos la terapia de pareja para empezar a resolver sus diferencias y fomentar el acercamiento mutuo.

Te invito a que realices el siguiente ejercicio tal y como lo aplico yo en consulta. Tienes que pensar en cada uno de los componentes del triángulo y en rellenar la primera columna, «¿Cómo percibo mi relación?». Debes puntuarlos de 0 a 10, siendo:

0, siento que no tenemos nada (de intimidad, por ejemplo).

5, siento que tenemos lo normal para el tiempo que llevamos juntos.

10, siento que tenemos muchísimo.

Intenta ser objetiva y centrarte en el presente, en cómo crees que estáis en este momento, no en lo que tuvisteis.

Después, rellena la columna «¿Qué es lo que me gustaría?», si tener más o menos. Puntúalos también de 0 a 10.

Componentes del amor pleno	¿Cómo lo percibo en mi relación? (0-10)	¿Qué es lo que me gustaría? (0-10)
Intimidad		
Pasión		
Compromiso		

¿Cómo ha ido la reflexión?

En mis sesiones de terapia, recojo la información de ambos por separado y, en función de los resultados, decido si exponerlos de forma conjunta o no. Compartirlos ayuda a mostrar las necesidades propias y ver las del otro, pero hay que tener cuidado para que esta información no se convierta en una fuente más de reproches y en un motivo nuevo de discusión. Por esta razón, a veces no muestro los resultados, porque no quiero añadir más leña al fuego en ese momento inicial de la terapia. Cuando las cosas avanzan y están mejor, ya podemos hablar de ello.

Así, dejo en tus manos decidir si compartes o no este ejercicio con tu pareja, pero, si acordáis hacerlo, pactad previamente no reprocharos ni echaros cosas en cara.

Aunque tu reflexión no haya sido tan buena como esperabas, si al menos estáis bien en dos de los componentes, puedes estar contenta. Recuerda que no hay relaciones de pareja perfectas. Y si has puntuado mal los tres, no desesperes, todo se puede trabajar. Podéis mejorar en intimidad, recuperar la pasión y avanzar en el compromiso.

Te dejo aquí algunas pautas que pueden funcionar, aunque acudir a una terapia de pareja es la mejor opción.

¿Cómo mejorar en intimidad?

> La intimidad es el refugio donde dos almas pueden desnudarse y mostrarse tal y como son, sin miedo al rechazo.
>
> Deepak Chopra

Recuerda que la intimidad es ser amigos, cuidarse, contarse cosas íntimas y ser un apoyo para el otro, escuchándole y mostrando empatía. Para ello es necesario pasar tiempo de calidad en pareja.

Más adelante, encontraréis un listado de propuestas

para iniciar conversaciones profundas. Pero, además de escuchar y profundizar en los sentimientos del otro, en sus sueños, en sus miedos y vulnerabilidades y de no juzgarlo, hay que esforzarse por ser detallista, por demostrar el amor y ser generoso en la ayuda y los cuidados. La generosidad es una de las claves de las relaciones que funcionan bien. El egoísmo las destruye.

Con el paso del tiempo, aunque la pasión va disminuyendo, es bonito ver cómo crecen la confianza y los cuidados mutuos. Cuando seáis viejos, no te importará tanto que te mire con deseo y sí tendrás mucho en cuenta que estás compartiendo la vida con una persona que te trata bien, que te cuida, que te ayuda cuando lo necesitas, que es tu apoyo incondicional y que te hace la vida más fácil. Esos son signos de amor.

También lo es saber perdonar y hacerlo de verdad. Todas las personas con las que te encuentras en la vida (parejas, amigos, familia, etc.) te fallarán, te decepcionarán y harán algo que te va a doler y que no esperabas en algún momento. Los seres humanos somos así, cometemos errores. Si eres capaz de perdonar, vuestro vínculo será mucho más fuerte y la otra persona se mostrará tremendamente agradecida por ello, te querrá muchísimo más.

Me he encontrado con muchas parejas en consulta que se han «perdonado» infidelidades, y lo pongo entre comillas porque no era un perdón real, sino más bien un «pseudoperdón». Decir que perdonas a alguien y luego seguir meses y meses reprochándole lo que hizo, haciendo comentarios sobre lo ocurrió y recordándole el error continuamente para que se sienta culpable no es perdonar. Perdonar una infidelidad cuesta mucho y recuperar la confianza más. Con terapia se puede solucionar.

¿Cómo mejorar la pasión?

> La pasión es la energía que nos impulsa a amar con intensidad y entrega.
>
> ALBERT EINSTEIN

A todos nos gusta sentirnos deseados. Piropea a tu pareja con frecuencia, hazle una foto y dile que está guapo, que para ti es el hombre más guapo del universo. ¡Vale!, tampoco hace falta mentir, pero cualquier comentario positivo subirá su autoestima y le hará sentir bien. Si haces que tu pareja se sienta sexy, mejorarás la pasión entre vosotros.

Cuando doy esta pauta en terapia, a veces me ponen pegas y me dicen: «Es que él no me dice ya nunca nada bonito, solo cuando me arreglo mucho para ir a una boda. ¿Por qué tengo que ser yo quien le piropee?».

¿Recuerdas lo que acabo de decir sobre la generosidad? En estas cosas es en las que tienes que demostrarlo, en saber dar sin esperar nada a cambio.

¿Cómo mejorar el compromiso?

> El compromiso es el ingrediente esencial que transforma el amor pasional en un amor duradero y estable.
>
> ERICH FROMM

En función de la etapa de relación en la que estéis, este punto será más o menos complicado. Si os acabáis de conocer, estarás deseando aumentar el compromiso, por ejemplo, yéndoos a vivir juntos; después, quizá desees comprar una casa, casarte o tener hijos. Son grandes pasos que le dan solidez a la relación, pero a muchas personas les cuesta darlos y entran en un bucle de dudas y miedos inconscientes. A una persona con un estilo de apego evitativo le resulta muy difícil avanzar en el compromiso por sus propios miedos, no significa que no te quiera. Y si es alguien con un estilo de apego ansioso, necesitará continuas muestras de compromiso para convencerse de que el otro le quiere.

Las relaciones de apego ansioso y apego evitativo son muy complicadas porque uno no cubre las necesidades del otro. Cuanto más se acerca uno buscando proximidad y muestras de amor, más se agobia y se aleja el otro. El que busca tener más contacto no lo encuentra y el que quiere tener su espacio personal y su independencia tampoco. Van en direcciones opuestas. Aun así, son muchos los casos de este tipo que vemos en terapia de pareja y la mayoría consigue encontrar el equilibrio para seguir juntos.

La clave es tener paciencia. Si presionamos al otro, se

agobiará y conseguiremos el efecto contrario. No tengas prisa. Disfruta del momento presente. Todo llega.

Hacer comentarios sobre el futuro juntos, soñar con viajes o planes de pareja o fantasear con cómo serán vuestra casa o vuestros hijos o lo que haréis cuando os jubiléis, aunque tan solo son conversaciones sobre planes que aún no se van a llevar a cabo, mejoran el compromiso y afianzan la relación, porque el mensaje que enviamos es «cuento contigo en el futuro».

Lo más importante es evitar en todo momento hablar de la separación. En las parejas que nosotras llamamos parejas discutidoras, es frecuente que salga a relucir la frase «Como sigamos así, mejor tú por tu lado y yo por el mío». Hay muchas frases sutiles que se dicen y en las que ronda la idea de la separación. Este es el peor mensaje que nuestra pareja puede recibir de nosotros, porque en el fondo le estamos diciendo «No te quiero, no te acepto, no me gusta cómo eres, prefiero estar sin ti». Y esas palabras hacen mucho daño.

Otras personas amenazan continuamente con dejar la relación para conseguir cambios en el otro. Aunque a corto plazo se salen con la suya y consiguen lo que quieren, a la larga perderán a esa persona. A nadie le gusta que le amenacen ni sentir que lo manipulan.

Lo más maravilloso que se puede conseguir en pareja es el amor incondicional. Es, por ejemplo, el amor de una madre por su hijo y se puede traducir en: «Te quiero y, hagas lo que hagas o seas como seas, siempre te querré. Podré enfadarme contigo, pero te seguiré queriendo».

Otra de las pautas que damos en terapia de pareja es usar el contacto físico para fomentar la reconciliación después de un conflicto. Por ejemplo, si habéis discutido y vais en el coche, puedes acercar tu mano para tocarle la pierna o acariciar su brazo. Os podéis tocar aunque estéis enfadados. El simple hecho de hacerlo significa enviarle el mensaje de «Estoy enfadada, pero te quiero».

El contacto físico hace que liberemos endorfinas (sustancias que producen placer y que soltamos al reírnos o al hacer ejercicio físico) y una serie de neurotransmisores cerebrales que favorecen nuestro bienestar. Al recibir un abrazo, nuestro cerebro libera oxitocina (la hormona del amor), serotonina (que mejora nuestro estado de ánimo) y dopamina (relacionada con la sensación de placer y la recompensa inmediata). El contacto fomenta la conexión y el vínculo de apego. Así que ya tienes un truco: cuando quieras que a tu pareja se le pase el enfado, tócale. El simple roce de la piel ya incita a la reconciliación.

El lenguaje del amor

> El amor no se encuentra en el otro, sino en nosotros mismos; nosotros mismos lo despertamos.
>
> Johann Wolfgang von Goethe

Es de sobra conocido el libro *Los cinco lenguajes del amor*, del doctor Gary Chapman. En él, el autor expone que las personas tenemos diferentes formas de demostrar el amor y también distintas preferencias a la hora de recibirlo.

Algunas parejas que acuden a mi consulta tienen conflictos frecuentes y manifiestan que no se sienten queridos el uno por el otro. «Le quiero un montón, pero él no se lo cree». Muchas veces, el problema reside en su forma de comunicarlo, que no es interpretada por el otro como un signo de amor.

Según Chapman, los lenguajes del amor son los siguientes:

1. Palabras de afirmación. Son las palabras que usamos para expresar amor y aprecio por el otro. Las personas se sienten amadas cuando reciben elogios, halagos, palabras de aliento o palabras amables.
2. Tiempo de calidad. Es la dedicación de tiempo y atención plena a la pareja. Reservar tiempo de calidad juntos, sin distracciones, compartiendo actividades significativas y conversaciones profundas es una muestra de amor.
3. Regalos. Según este lenguaje, el amor se expresa a través de regalos significativos. La persona recibe el mensaje de que su pareja ha pensado en ella y se ha esforzado por hacerla sentir especial.
4. Actos de servicio. El amor también se demuestra con acciones que benefician a la pareja o con gestos o tareas que le facilitan la vida o alivian la carga del otro. Es ayudarle en las responsabilidades diarias.

5. Contacto físico. Este lenguaje se basa en la cercanía física y el contacto. Las personas que reciben besos, abrazos, caricias y otros gestos de afecto físico se sienten queridas.

Ahora te invito a hacer las siguientes reflexiones: ¿cuál es tu lenguaje del amor?, ¿cómo expresas a tu pareja que la quieres?, ¿qué forma de amor te gusta recibir?

Cada uno solemos tener uno o dos lenguajes que son significativos para nosotros. En ocasiones hay discrepancias entre los de uno y otro y surgen problemas porque uno de ellos, o los dos, no capta el mensaje; por ejemplo, cuando ella se siente amada al recibir palabras de afirmación y él se expresa con actos de servicio y tiempo de calidad. Puede que ella se queje de no escuchar ninguna bonita palabra de él o de que no le dice que la quiere; sin embargo, lo que ocurre es que él está mostrando su amor con un lenguaje diferente. Si tu pareja te dice que no se siente querida por ti, quizá es porque se lo estás demostrando en un lenguaje que no es significativo para ella.

Si comunicamos cuál es nuestro lenguaje del amor y cómo nos gusta recibirlo, podremos entendernos mejor, aceptar al otro y no pasar por alto pequeños gestos que llevan implícitas grandes muestras de amor. Hablar de ello mantiene viva la conexión emocional si ambos os esforzáis en demostrarle al otro que lo queréis en el lenguaje que le gusta recibirlo.

Harás que tu pareja sienta el amor que le das. Y eso es

lo más grande que busca el ser humano: el amor incondicional, sentirte querido tal y como es, haga lo que haga.

Si estáis pasando por una etapa en la que os sentís distanciados, te recomiendo que empieces el cambio tú, que no esperes a que sea él quien dé el primer paso. Desde hoy mismo, dale muestras de amor a tu pareja en el lenguaje que le gusta y no te preocupes si él no lo hace todavía. Si tienes ganas de que te abrace, no se lo pidas, abrázale tú. No mendigues amor; si lo quieres, ofrécelo. No le reproches que ya no te besa, bésale. No te quejes de que ya no te busca sexualmente, búscalo tú. Empieza ofreciendo lo que quieres conseguir. Sal del egoísmo de pedir y reclamar lo que necesitas. Sé generosa y te garantizo que, quizá no de inmediato, porque las personas tardamos en cambiar, más adelante verás que hay un acercamiento. Muchos grandes problemas se resuelven con pequeñas soluciones. Comunicarse eficazmente en el amor es muy importante.

Los cinco lenguajes del amor en el terreno sexual

Ahora vamos a traducir estos lenguajes del amor al ámbito sexual para conseguir que nuestra pareja se sienta deseada:

1. Las palabras de agradecimiento pueden convertirse en piropos con un poco de picardía. Dile a tu pareja todo lo que te gusta de su cuerpo, lo mucho que te

atrae y el placer que te da. Los susurros y gemidos también son un refuerzo importante que os excitará a ambos.

2. Regálale tiempo de calidad, experiencias para los dos solos: reserva un hotel o un restaurante para pasar una velada romántica, un día juntos en un spa, cenad sin televisión, dad un paseo agarrados de la mano, etc.
3. Regálale algo a tu pareja para que se sienta sexy, un calzoncillo o ropa interior, un pintalabios, un perfume, un antifaz y unas esposas, un libro erótico, canciones sensuales, poemas o un juguete erótico.
4. Algunos actos de servicio que pueden mejorar la pasión entre ambos pueden ser: ofrecerte a desvestir a tu pareja, prepararle un baño con espuma y sales para se relaje, esperar a que salga de la ducha para ofrecerte a secar su cuerpo, crear un ambiente acogedor con música agradable y velas, etc.
5. Si a tu pareja le gusta el contacto físico, dale un masaje, proponle dormir desnudos, enjabona su cuerpo lentamente en la ducha o acaricia sus genitales (sin que necesariamente haya sexo después).

Salir del circuito negativo

> Nunca subestimes el poder de tus palabras para herir o sanar. Elige sabiamente.
>
> Robin Sharma

Si recuerdas tu etapa de novios, cuando él hacía o decía algo que no te gustaba, es posible que tú no le dijeras nada, te callabas y todo quedaba ahí. Lo dejabas pasar. La pareja estaba inmersa en un continuo circuito positivo de palabras bonitas y gestos de amor. Pero, ahora que ha pasado el tiempo, ya no te callas ni una, ¿verdad? Seguro que vuestra relación ha cambiado mucho.

Los roces en la convivencia, los reproches, las malas caras, los errores no perdonados y los rencores implícitos hacen que la pareja salga de ese circuito de refuerzo positivo y que entre en uno negativo que se alimenta continuamente con los malos gestos de uno y de otro. Es necesario que uno de los dos dé el primer paso para salir de ahí. Mi consejo es que seas tú quien lo haga, quien ponga su granito de arena para frenar la situación y revertirla.

En terapia de pareja, una de las primeras pautas que doy a las «parejas discutidoras» es que si en la semana que sigue hay algo que el otro haga o diga que les moleste, no se lo digan. Deben anotarlo y contármelo a mí en la próxima sesión. A partir de ese momento, yo seré la comunicadora de las malas noticias. No quiero que se sigan enviando mensajes negativos entre ellos. «Entonces, ¿no le puedo decir nada de lo que me molesta? ¿Tengo que estar callada todo el rato?» es una de las objeciones que suelo escuchar.

No se trata de que no podáis deciros lo que os molesta, claro que no, tiene que haber una comunicación honesta. Pero esta etapa de contenerse y no hacer comentarios negativos es necesaria para frenar la escalada de conflictos e instaurar la paz en casa por unos días. Es una pauta temporal.

Una vez que la pareja sale del circuito negativo y empieza a recuperar las muestras de afecto y cariño, les propongo que empiecen a hablar de ello, no sin antes enseñarles a comunicarse de una manera asertiva, sin atacar al otro y transformando los reproches en peticiones con frases que comiencen con un «me gustaría».

Un ejemplo sería el siguiente. Podemos decirle a nuestra pareja: «Ya ni siquiera me besas cuando llegas del trabajo, cada día vamos a peor». Este comentario hace al otro sentirse mal y le predispone a contestarnos con otro reproche, perpetuando así el círculo negativo.

A veces, cuando nuestra pareja nos contesta mal, no somos conscientes de que quizá nuestro comentario anterior le ha llevado a darnos esa mala respuesta. Debemos tomar conciencia del efecto que nuestras palabras tienen. Cambiaría mucho el escenario si decimos: «Necesito sentirte más cerca. Me gustaría que cuando llegues a casa me des un beso». Aquí hay una expresión de necesidad afectiva seguida de una petición de cambio muy adecuada porque no ataca al otro.

Si sientes que «estáis en guerra» con tu pareja últimamente, inicia el cambio, obvia los comentarios negativos y haz la vista gorda ante los errores. Cuando vuelva la calma, podrás comunicarte con más transparencia.

La metáfora de la cebolla

En psicología, usamos con frecuencia la metáfora de la cebolla para hablar de las distintas facetas de una persona, desde la capa externa, más superficial y que representa cómo nos mostramos al mundo, hasta la más interna, que representa los aspectos más inconscientes de nuestra personalidad.

Aplicada a las emociones, hay personas que muestran mucha ira y agresividad de cara al exterior. Es su carta de presentación ante el mundo porque mostrarse iracundas les hace sentirse fuertes y poco vulnerables al sufrimiento. Es su forma de protegerse y, además, ya de paso, de culpar al otro de sus enfados. En esta capa, existe poca conciencia de la responsabilidad que todos tenemos en lo que nos ocurre.

Es mucho más fácil mostrar ira que tristeza, porque si me muestro triste, estoy revelando aquello que me duele y cuanto más conoces de mí, más daño puedes hacerme.

En la capa más profunda, están nuestras carencias y nuestros mayores temores. Es lo que más nos cuesta mostrar porque nos hace mucho más vulnerables.

Cuando veas a tu pareja enfadada, en lugar de ponerte a la defensiva y contestar con un ataque, prueba a decirle: «¿Qué necesitas? ¿Qué es lo que te está doliendo? ¿Qué temes? ¿Qué es lo que te da miedo?». De este modo puedes hacerla conectar con sus capas más profundas. Si tú le escuchas y eres capaz de cubrir sus necesidades o de calmar su miedo, el problema estará resuelto y os sentiréis más unidos.

La mayoría de las discusiones tontas, aquellas en las que no entendemos por qué el otro se enfada tanto, suelen esconder cosas como miedo al abandono o carencias de atención, de afecto o sexuales. Esto también es aplicable a los niños pequeños que están irritables sin un motivo aparente. En estos casos, en lugar de reprender o castigar, prueba a preguntarle qué necesitas. Es posible que te diga cosas como: «Quiero que me hagas caso» o «necesito un abrazo».

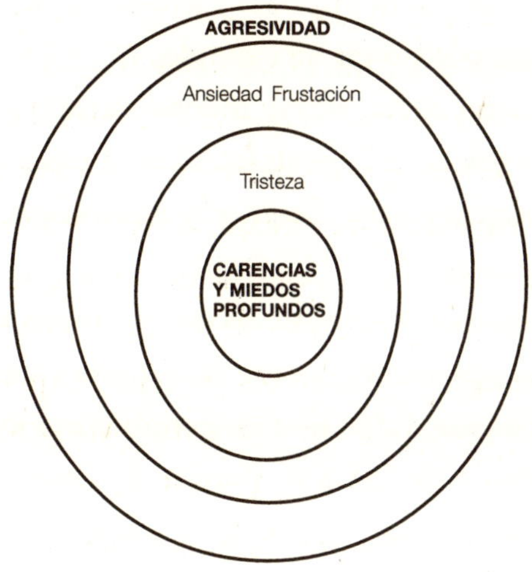

El paso del tiempo

> El paso del tiempo nos enseña que el verdadero amor no es solo un sentimiento , sino una elección consciente de amar y cuidar a nuestra pareja.
>
> Martin Luther King Jr.

Así como la edad no es un factor que influya de forma negativa en la sexualidad, el paso del tiempo en la relación sí es un factor de riesgo.

Podemos sentirnos vivos sexualmente en cualquier etapa de nuestra vida, incluida la vejez. Cumplir años conlleva cambios fisiológicos importantes, pero no tiene por qué implicar una menor frecuencia ni un deterioro de la calidad de las relaciones sexuales. El cuerpo no responde igual, pero todo el mundo puede enamorarse a los sesenta años, y algo así puede suponer incluso un gran impulso a la sexualidad, por poner un ejemplo.

Pero, como decía, llevar mucho tiempo en pareja sí implica riesgos en este sentido. Con el paso de los días, meses y años, la pasión decae y la monotonía aparece en escena.

Al principio, sobre todo los dos primeros años, con el enamoramiento inicial, es muy fácil que la pareja funcione bien sexualmente. La pasión está implícita en esta etapa, el deseo continuo de ver a tu pareja, de sentiros cerca, de tener contacto físico y sexual. Cuando nos enamoramos, esa persona es exclusiva, prioritaria en nuestras vidas. Todo nuestro sistema cognitivo y emocional está orientado a ella, así como nuestro comportamiento. Nuestros pensamientos son extremistas, nuestras emociones, intensas, y cuando tomamos decisiones, en muchas ocasiones son precipitadas y a veces desacertadas. No pensamos con claridad. Nos guiamos solo por lo que sentimos, porque estar lejos de la persona es un calvario y nos atormenta la idea de perderla. «Solo pienso en ti», «Vivo por y para ti»,

«Sin ti me muero». Tenemos muchas referencias a esta etapa en el cine, en las novelas, en la música y en el arte en general.

«El enamoramiento es una ilusión que nos hace creer en lo imposible», dijo Séneca.

Podríamos decir que es un estado de enajenación mental transitoria que la naturaleza ha diseñado para garantizar la supervivencia de la especie. Los animales tienen el celo y los humanos tenemos el enamoramiento, cuya duración se estima en dos años aproximadamente, tiempo suficiente para potenciar la fecundación y mantener unidos a los progenitores durante el embarazo, el parto y el primer año del bebé.

Otro de los signos claros de esta «enajenación mental» es la idealización de la persona amada. Todo nos gusta de ella, nos parece ideal, perfecta y no importa lo que diga o haga, que nos parece bien. Sus fallos, si conseguimos verlos, nos parecen incluso graciosos. Y las diferencias entre nosotros las justifico diciendo que «los polos opuestos se atraen» y las interpreto como signos de complementariedad. Todo es tan bonito que nada puede fallar.

Pero claro que falla. Todo en esta vida es temporal, el enamoramiento también. Esta etapa pasará, inevitablemente y también por fortuna, porque estar enamorado nos «nubla la mente». El estado de activación y obsesión es tal que si continuáramos así no podríamos centrarnos en objetivos laborales o de desarrollo personal y tampoco dedicar tiempo a otras personas de nuestro entorno social y familiar.

Lo positivo es que ese estado da paso a un amor más maduro, más pleno, con más cuidados del uno hacia el otro, mayor confianza e intimidad en pareja. Es un amor menos loco, menos obsesivo y con menos pasión. En palabras de Albert Einstein, «el amor maduro es aquel que trasciende el enamoramiento y se convierte en una verdadera conexión de almas».

Lo peor, en una sociedad monógama en la que estamos inmersos, es que nuestro enamorado o enamorada deje de ser nuestro único objeto de deseo. La persona ya no tiene nuestra atención exclusiva y aparecen otras por las que sentirás deseo y atracción sexual. Aparece el riesgo de infidelidad y de la consecuente ruptura de pareja en la que esta puede derivar.

Visto así, el panorama no parece muy alentador, ¿verdad? Las cifras actuales de divorcio son muy altas y, si tenemos en cuenta a aquellas parejas que rompen sin estar casadas (y que, por tanto, no entran en las estadísticas), el porcentaje se dispara. Pero también es cierto que muchas permanecen unidas, saben adaptarse a los cambios, mantienen su sexualidad viva y atraviesan con éxito las crisis evolutivas de la pareja.

El psicólogo y terapeuta de pareja Daniel J. Levinson, en su libro *The Season of a Man's Life* (*Las estaciones de la vida de un hombre*), publicado en 1978, propuso un modelo teórico sobre las etapas de desarrollo en la vida adulta, incluyendo las crisis evolutivas de las parejas.

Las crisis evolutivas son los momentos de transición y cambio que experimentan las relaciones a lo largo del tiempo. Suelen surgir cuando las parejas enfrentan desafíos emocionales, sociales o psicológicos que requieren adaptación y crecimiento. Algunas de las más comunes son:

1. Crisis de la individualidad. Tiene lugar cuando uno o ambos se sienten atrapados o limitados en su identidad individual. Pueden surgir cuestionamientos acerca de quiénes somos como individuos y cómo nos relacionamos.
2. Crisis de la intimidad. La pareja enfrenta dificultades para mantener una conexión emocional profunda y satisfactoria. Puede ser consecuencia de una falta de comunicación, de una pérdida de interés o de problemas para mantener la pasión.
3. Crisis de la crianza de los hijos. Surge cuando nos convertimos en padres y madres y debemos adaptarnos a los cambios que esto implica. Aparecen tensiones en la crianza, diferencias en la disciplina o problemas para equilibrar la vida familiar y la de pareja.
4. Crisis de la mediana edad. A medida que la pareja envejece, pueden darse cuestionamientos acerca de la realización personal, la sexualidad, el propósito de vida y la satisfacción en la relación, lo que puede conllevar a una reevaluación de las metas y prioridades de la pareja.

Estas crisis evolutivas son oportunidades para el crecimiento y el fortalecimiento de la relación, aunque también pueden ser momentos de conflicto que terminan en divorcio.

Muchos otros autores también han hablado de las crisis que se producen a lo largo del tiempo. Todas las parejas pasan por ellas y las sufren en mayor o menor medida. Lo más importante es saber adaptarse a los cambios que sufre la relación. No pretendas que las cosas sean como antes. Nada volverá a ser igual; tú has cambiado, él ha cambiado y la relación ha cambiado. Las cosas pasan a ser diferentes, pero eso no significa que tengan que ser peores. Con el paso del tiempo se pierden algunas, pero se ganan otras. Y si te planteas cambiar de pareja en medio de una de estas crisis, que sepas que con el nuevo novio, también te ocurrirá.

Cada vez es mayor la información de la que disponemos para prevenir el desgaste de la relación y acudir a terapia de pareja o a terapia sexual es lo más normal del mundo.

Lo que cuento en este capítulo os ayudará a no caer en la monotonía y a evitar que vuestra pasión decaiga con el tiempo. Aunque algunas pautas o ejercicios os puedan parecer banales, mi recomendación es que los hagáis. Da igual que creas que no van a funcionar, hacedlos. Son muchas las parejas a las que he atendido en terapia sexual y mi experiencia es que funcionan. Pero ¡ hay que hacerlos! Sin excusas y estando los dos en la misma sintonía.

Pero, de momento, continúo con las cosas que perdemos: el paso del tiempo también hace que nos acomodemos en la relación. Sentimos que nuestra pareja ya está conquistada y no tenemos miedo a perderla porque ya hemos afianzado el compromiso: ya vivimos juntos, o nos hemos casado, o hemos tenido hijos, y todo eso nos da tranquilidad y una falsa sensación de perpetuidad.

Creemos que, después de todo lo que hemos construido juntos, ya nada nos va a separar. Y, no obstante, es en ese momento cuando más vulnerables somos a una posible ruptura. Se inicia la etapa de riesgo, no solo porque desaparece el enamoramiento (que nos mantiene unidos aunque no queramos), sino porque además tener hijos «perjudica» notablemente a la pareja y porque también dejamos de esforzarnos en cuidar al otro, en hacerle sentirse querido, y por muchas cosas más.

Dejamos de atender a los detalles y damos menos muestras diarias de amor. «Ya sabe que le quiero, no hace falta que se lo diga todos los días». Desaparece la idealización y tenemos una imagen realista del otro. Ahora sí somos conscientes de sus fallos y nuestras diferencias nos alejan. Expresamos lo que nos molesta sin ningún tipo de filtro y olvidamos decir las cosas positivas. Desaparece también el refuerzo continuo de halagos y mensajes bonitos que envuelven el enamoramiento, y la frecuencia de críticas, reproches y palabras negativas se hace cada día más evidente.

Si lo traducimos al lenguaje que usamos los psicólogos, podemos decir que la intensidad y alta frecuencia de los refuerzos positivos que damos y recibimos al inicio van desapareciendo y se instala en la relación una secuencia negativa de castigos mutuos que se repiten una y otra vez: quejas, comentarios negativos, críticas y reprobaciones.

Está demostrado que una frecuencia elevada de recriminaciones diarias y continuas puede dañar más a una pareja que una infidelidad. Este resultado apareció en 2014 en el estudio titulado «Relationships at Risk: Comparing the Mental Health Effects of Relationship Dissolution and Marital Discord» («Relaciones en riesgo: Comparando los efectos en la salud mental de la disolución de la relación y el conflicto marital»), realizado por la Universidad Estatal de Michigan y publicado en la revista *Journal of Family Psychology*. En dicho estudio, se encontró que los reproches constantes en una relación de pareja pueden tener un impacto negativo en la salud mental de las personas involucradas, incluso más, como ya he dicho, que una infidelidad.

Los incesantes conflictos y el resentimiento acumulado pueden ser mucho más perjudiciales de lo que imaginas. Escuchamos menos, nos quejamos más y somos menos generosos con el otro. Buscamos más nuestro propio interés y si hacemos algo por agradar a nuestra pareja, dejamos claro el esfuerzo que nos ha supuesto y reclamamos que el otro también haga su 50 % para compensar.

Enviar el mensaje de «Lo hago solo por ti» va generando en él un sentimiento de deuda que le hace sentirse mal y provoca que se distancie de ti. Es un sacrificio unidireccional que quizá el otro ni siquiera ha pedido que hagas. Si lo haces porque quieres, no se lo reclames, porque ese gesto, inicialmente altruista, termina convirtiéndose en una maniobra egoísta.

Echar cosas en cara es otro de los errores que se cometen con frecuencia. Es un acto comunicativo que ayuda a agrandar en lugar de a reducir aquello que queremos corregir.

La estrategia del victimismo a la que recurre una persona querida que nos acusa de haberla hecho sufrir con nuestras acciones, más que un sentimiento de culpa, nos produce rabia. Así, el resultado final no es que nuestra pareja cambie ese comportamiento, sino que se enfade, iniciándose un ciclo de resentimiento y rencor.

John Gottman también hablaba de ello en su libro *Los siete principios para hacer que el matrimonio funcione*, publicado en 1999, en el que además hace un repaso por los patrones de interacción negativos que hacen que el diálogo fracase en una relación. Algunos de esos patrones, serían:

- Criticar la personalidad de tu pareja en lugar de abordar un problema específico.
- Despreciar al otro con burlas, sarcasmo o actitudes condescendientes que minan su autoestima.
- Responder con una actitud defensiva cuando nuestra pareja se queja (en vez de asumir nuestra responsabilidad y hacer cambios).
- Desconectar emocionalmente del otro, ignorar sus necesidades emocionales, no mostrar interés ni empatía o evitar el contacto físico y emocional.

- Adoptar la actitud de *stonewalling* (bloqueo emocional), que consiste en evitar el conflicto y la comunicación, dejando a la pareja excluida y sintiéndose ignorada.

¿Dónde quedaron los infinitos detalles de atención y la generosidad del principio de la relación? ¿Dónde está el altruismo con el que actuábamos sin reclamar nada a cambio? Cuando empezamos a ser conscientes, ya se han perdido muchas de las cosas bonitas del romanticismo inicial.

En el terreno sexual también ocurre. Es más fácil ir directos al grano que dedicarle tiempo a crear una atmósfera afectiva y sensual, a estimular a la pareja sin prisas o a dar placer sin pretender ser correspondidos.

Te propongo un ejercicio de reflexión. Toma lápiz y papel y ve anotando las respuestas a las siguientes preguntas a modo de redacción:

- ¿Cómo era vuestra relación cuando os conocisteis? ¿Cómo erais de novios?
- ¿Qué fue lo que te enamoró de él? ¿Por qué lo elegiste a él y no a otro?
- ¿Cómo eran vuestras relaciones sexuales entonces?
- ¿Cómo te comportabas tú al principio?
- ¿Qué fue lo que le enamoró de ti?

Posiblemente, después de pensar en estas cuestiones, seas consciente de que han cambiado muchas cosas desde entonces. Tú ya no eres la misma, ni tu pareja tampoco, ni vuestro estilo de vida, ni la relación. Echáis de menos la pasión que os unía, el deseo de veros y estar juntos, los planes que hacíais siempre eran especiales y daba igual que fuera martes o domingo.

La mala noticia es que nunca vais a volver a esa etapa, eso ya pasó y lo vivisteis juntos. Es el sabor agridulce de la nostalgia de lo vivido por primera vez. La buena es que parte de esa magia, de esa chispa y de esa pasión se puede recuperar si trabajáis en ello juntos.

Recuerdo la relación de Carmen y Saúl, una pareja de unos cincuenta y cinco años aproximadamente que vino a terapia. Después de casi veinticinco años juntos y tres hijos en común, acudieron a mi consulta porque se sentían muy alejados el uno del otro. Saúl viajaba mucho por trabajo y cuando estaba en Madrid, solía salir a cenar con amigos, pero echaba de menos salir con su mujer también. Dar el paso de ir a terapia fue una petición de cambio desesperada.

Él quería tener mayor conexión con ella, tanto personal como sexual. Quería volver a sentir que su mujer era su mejor amiga, la persona a la que le contaba todas sus preocupaciones y con quien se divertía en los ratos de ocio. Relataba su relación como aburrida, sin apenas comunicación, sin compartir planes y con un sexo muy predecible y monótono.

«No discutimos nunca, pero porque no hablamos, solo hablamos de los niños y, en esa área, yo no tengo queja. Ella lleva la casa y los niños, y yo trabajo fuera. Nos vemos poco por mi trabajo y cuando estoy en Madrid, no quiere salir conmigo porque prefiere quedarse en casa con nuestros hijos. Me dice que no le importa que yo salga. Me da la sensación de que no me echa de menos, de que no me necesita ni me desea. Soy yo quien le escribo para informarle de si he llegado bien cuando salgo de viaje o para preguntar por los niños. Si no le escribo yo, ella no lo hace. Siempre tengo que ser yo también quien la busque para tener sexo y si pasa un mes o varios sin que tengamos relaciones, no le importa. Su vida son los niños, y me encanta que sea así, pero se ha olvidado de mí como pareja. Ella es feliz así, pero yo no».

Saúl quería que ella volviera a ser la de antes, cuando no tenían hijos. Necesitaba que dejara a un lado su papel de madre y volviera a ser la chica divertida y roquera que él conoció. Echaba de menos sus viajes en moto juntos; sus jueves saliendo por Madrid hasta las tres, aunque al día siguiente tuvieran que trabajar; las tardes de risas; los vinitos por el barrio, y la ropa interior sexy que le volvía loco.

Carmen también tenía quejas, de su mal humor, de que apenas pasaba tiempo con los niños, y veía en él muchos rasgos del síndrome de Peter Pan. Decía que no le surgían las ganas de tener sexo si, por ejemplo, él daba una mala contestación durante la cena, a ella o a los niños. Pero tenía claro que era el hombre de su vida y quería trabajar para recuperar esa chispa y mejorar la relación.

Yo les expliqué que la relación nunca podría ser la misma, pero que podríamos recuperar gran parte de la magia que les había enamorado.

Después de varios meses de terapia recuperaron la comunicación y la complicidad entre ellos. Hacían planes juntos, sin niños, pero también él se quedaba muchos fines de semana en casa. Llegaron a un acuerdo en el que los dos cedieron. Él dejó de hacerle reproches a ella y volvió a hablarle con dulzura. Volvieron a salir en moto. Ella, al principio, se sentía rara y me decía que creía que ya no tenía edad para eso, pero enseguida volvió a disfrutarlo.

Lo mismo le ocurría en el terreno sexual, decía que, desde que era madre, se sentía rara si se vestía sexy o hacía cosas más inusuales en la cama. «¡Si me vieran mis hijos ahora...! Qué vergüenza». Este pensamiento la paralizaba y la hacía sentirse culpable, como si el sexo no fuera correcto teniendo en casa niños. Fuimos trabajando estas creencias que la limitaban y animándola a que tuviera detalles de atención para que él se sintiera querido.

Con él, el trabajo consistió en aceptar los cambios que conllevan la edad y la crianza de los hijos, y en aprender a acercarse a su mujer desde un plano más afectivo y romántico.

Además, diseñaron un nuevo estilo de vida que les gustaba a los dos. Ella tenía a su marido más presente en casa y haciendo planes en familia, y él sentía que había recuperado gran parte de esa Carmen divertida y espontánea con quien podía hacer cosas, volver a sentirse joven de vez en cuando y contarle todo. No solo pasaban más tiempo juntos y recuperaron su pasión en el sexo, sino que también recobraron las conversaciones profundas y su complicidad. Es cierto que los niños empezaron a estar más con los abuelos en el pueblo y algún que otro sábado en Madrid se quedaban con la canguro, pero a cambio veían más a su padre y no había tensiones en casa.

El Rey Mago que cumple deseos

Ahora te propongo otro ejercicio. Lo aprendí en el Curso de Especialista en Psicoterapia y Psicodrama que realicé de la mano de Teodoro Herranz.

Quiero que imagines que aparece ante ti un Rey Mago capaz de cumplir todos los deseos de pareja que tengas. «¿Todos?», te preguntarás. Sí, todos, por eso es mago.

El Rey Mago te dice: «Dime qué cosas te gustaría cambiar de tu pareja y yo lo haré realidad».

Cierra los ojos, tómate un par de minutos para pensar y anota tus deseos en el siguiente recuadro. Por favor, no sigas leyendo antes de hacerlo. Puedes hacer una lista tan larga como quieras.

Deseos	¿Qué me gustaría cambiar de mi pareja?
1	
2	
3	
4	
5	
6	
7	
8	
9	
10	
¿Más?	

Ahora, vuelve a imaginar que tienes al Rey Mago delante de ti y ve diciéndole uno a uno los deseos que quieres que cumpla. El Rey Mago te contesta: «Así lo haré, pero esto no es gratis, te voy a pedir algo a cambio. ¿Qué vas a aportar tú?, ¿qué vas a cambiar tú por él?, ¿qué cosas de las que él se queja te comprometes a cambiar?».

Si has pedido tres deseos, tendrás que comprometerte a cambiar tres cosas; si has pedido diez, tendrás que cambiar diez, para que el trato sea justo.

Deseos del otro	¿Qué cosas te comprometes a cambiar de ti para agradar a tu pareja?
1	
2	
3	
4	
5	
6	
7	
8	
9	
10	
¿Más?	

El Rey Mago se pone muy contento después de ver tu tarea hecha, te felicita por tu trabajo y continúa hablando: «¿Sabes? No he sido del todo transparente contigo. Te he dicho que cumpliría todos tus deseos, pero no es cierto. De la lista que me has pedido, hay algo que no voy a cumplir, así que elige: ¿qué es lo que te comprometes a aceptar de él para toda la vida? Yo puedo cambiar de él muchas cosas, pero eso que tú escojas no va a cambiar nunca».

Rellena la siguiente frase:

Yo, ___________, me comprometo a aceptar de mi pareja, para toda la vida lo siguiente: ___________ ____ ____.

Ahora, despídete con gratitud del Rey Mago que ha venido a ayudarte e inicia tus propios cambios hoy mismo. ¿Para qué esperar?

Pensemos en el poder amplificador de la atención: si prestas atención a sus fallos, solo verás sus fallos, y los verás más grandes aún de lo que son. Si prestas atención a sus virtudes, podrás ver continuamente sus virtudes. Tú decides a qué parte de él quieres atender.

En terapia, siempre digo que las personas somos como una moneda, con su cara y su cruz. Todos tenemos cosas buenas que nos encanta mostrar, pero también hay una parte oscura y fea que nos acompaña siempre. Si decides seguir con tu pareja y quedarte la moneda, podrás beneficiarte de la cara, pero tendrás que aceptar la cruz. ¿No quieres quedarte esa moneda? ¿Prefieres buscar otra? ¡Perfecto! Tu vida es tuya, tú decides, pero recuerda que la nueva moneda que encuentres también tendrá cara y cruz.

Después de repasar en tu mente todos los fallos que ves en tu pareja, te invito a cambiar el foco y a reflexionar sobre lo siguiente (tómate el tiempo que necesites para pensarlo): ¿qué cosas te perderías si no estuvieras con él?

¿Qué me voy a perder si no estoy con él?

Y para terminar, unas últimas reflexiones...: ¿qué cosas de tu pareja no quieres que cambien nunca?, ¿qué virtudes tiene?, ¿qué fortalezas?, ¿qué habilidades?, ¿qué cosas hace por ti?, ¿qué detalles tiene contigo?, ¿cómo te demuestra su amor?, ¿qué es lo que él te da que no quieres que te falte nunca?

Rellena el cuadro siguiente. Cuantas más cosas anotes, mejor.

¿Qué cosas de mi pareja no quiero que cambien nunca?

Y que no se te olvide enseñarle a él este último listado, por favor.

Crear conversaciones íntimas

> Las conversaciones profundas alimentan el alma y nos permiten conectarnos genuinamente con los demás.
>
> Brené Brown

Antes de dar unas pautas para entablar conversaciones profundas, necesito explicar los diferentes niveles de comunicación que tenemos las personas en función del grado de intimidad. Así será más fácil entenderlo.

1.º El nivel más básico de comunicación son las llamadas «conversaciones de ascensor» o superficiales, que giran en torno a temas generales y triviales. Hablamos del tiempo («Qué calor hace para ser marzo»), de noticias actuales y de actividades cotidianas. Podemos dar datos sobre nuestra ciudad o sobre el país («Van a abrir un nuevo centro comercial en el barrio», ¡Qué bien se conduce en agosto en Madrid, sin el tráfico de siempre!», etc.). Son conversaciones menos profundas en las que no contamos nada sobre nosotros y, por tanto, no arriesgamos nada.

2.º En el siguiente nivel estarían las conversaciones sobre nuestros datos biográficos, nuestros intereses o aficiones. Son conversaciones también poco profundas en las que damos información objetiva sin revelar nada sobre nuestros pensamientos o sentimientos («Soy de León, aunque vivo en Madrid desde hace varios años», «Tengo dos hijas», «Trabajo de enfermera» etc.). Es nuestra forma de comunicarnos cuando conocemos a alguien, cuando charlamos con gente conocida con la que no tenemos confianza. Normalmente son aburridas porque solo aportan eso, datos. Con ellas tampoco arriesgamos mucho, aunque un poco más que en el nivel anterior, pues contamos cosas sobre nosotros y eso hace que la persona que tenemos delante ya se haga una idea general de quiénes somos.

3.º En el tercer nivel están las conversaciones sobre ideas y opiniones. Aquí compartimos más, porque damos nuestro punto de vista, abordamos temas más personales y revelamos nuestra perspectiva sobre la vida, la política, la sociedad, etc. Yo las llamo conversaciones «me gusta-no me gusta». Hablamos de nuestras preferencias y, en consecuencia, nos exponemos más a que nos puedan juzgar o criticar. Nos arriesgamos a ser rechazados si el otro no comparte los mismos intereses o perspectivas, por ello nos cuesta más entrar en este nivel. Ofrecemos nuestras opiniones sobre el mundo, comunicamos qué nos gusta y qué detestamos. Son conversaciones más entretenidas porque conocemos más al otro y nos damos más a conocer y porque implican un mayor nivel de intimidad y van generando confianza entre dos personas.

4.º En el cuarto nivel se da la comunicación emocional. Estas conversaciones sí son profundas, de calidad y despiertan siempre el interés, porque hablamos de nuestros sentimientos. Por supuesto, es más fácil empezar hablando de las emociones positivas, de aquello que nos produce alegría, de nuestros sueños, del instante de felicidad que hemos tenido ese día, etc. Son conversaciones que generan mucha confianza con el otro.

El siguiente paso, más desafiante y difícil, sería hablar de nuestras emociones negativas. Supone compartir nuestros miedos, hablar de aquello que nos genera ansiedad, de ese momento incómodo que has tenido en una reunión de trabajo, de lo frustrada que estás porque tus metas no se cumplen, de lo que te angustian las discusiones en pareja o del miedo que tienes de no ser una buena madre, por ejemplo.

En estas conversaciones compartimos mucho de nosotros como seres humanos y no son sencillas, porque nos podemos sentir juzgados y el riesgo de ser rechazados por el otro ya es muy alto. Pero hay que ser valiente para decir lo que se siente y, aunque arriesgamos mucho, también ganamos confianza con la otra persona, conectamos con ella emocionalmente o nos desahogamos si lo necesitamos. Son conversaciones muy gratificantes que nos llenan. Por supuesto, este nivel de comunicación tiene que ser recíproco. Si tú cuentas mucho de ti y ves que la otra persona no lo hace y se mantiene en niveles más superficiales, al final se interrumpe la conexión emocional y perdemos la confianza. Estas son las conversaciones que tenemos con las personas más cercanas, con los amigos de verdad, que no te juzgan y te quieren tal y como eres, con algunas personas de tu familia o con tu pareja.

5.º En el último nivel está la comunicación íntima, la cual tenemos con muy pocas personas. Consiste en compartir secretos, tus pensamientos más profundos, las opiniones que quizá no sean las más aceptables socialmente, tus miedos y vulnerabilidades. Si tienes a personas cerca con quien compartir estas cosas, siéntete afortunada, porque es el nivel de comunicación más profundo, el que te hace sentirte unida emocionalmente a la otra persona. Llegar a este nivel con tu pareja es el objetivo. De ese modo, además de amantes, seréis los mejores amigos, y eso os unirá muchísimo.

¿Cómo lo hacemos?

A continuación, os dejo una serie de temas y preguntas a los que recurrir para iniciar conversaciones profundas. Son solo algunos ejemplos que te pueden servir de guía si no sabes por dónde empezar.

Léelos con detenimiento y piensa cuánto tiempo hace que no hablas de estos temas con tu pareja. Muchos de ellos quizá no los habéis tratado nunca y ahora puede ser un buen momento, para acercaros y conoceros a un nivel más profundo.

Haz una foto del listado y así tendrás las preguntas en tu móvil y podrás consultarlas en cualquier momento que estéis juntos.

- Si hoy fueras un color, ¿cuál serías y por qué?
- Si fueras un animal, ¿qué animal te gustaría ser y por qué?
- Si fueras un superhéroe, ¿cuál te gustaría ser y por qué?
- Cuéntame una película que te haya impactado y por qué.
- Dime un libro que recomendarías leer y por qué.
- Imagina que estás en una isla desierta, ¿cómo te sentirías?, ¿qué tres cosas o a qué tres personas te llevarías?
- Si tuvieras que describirte en tres palabras, ¿cuáles serían y por qué?
- ¿Cuál crees que es tu mayor fortaleza como persona?
- ¿Qué te hace sentir realmente vivo?, ¿qué experiencias te hacen sentir que vives plenamente?
- ¿Qué te gustaría cambiar o mejorar de ti mismo?
- ¿En qué situaciones de tu vida sientes más seguridad?
- ¿Cuál es tu mayor sueño o meta?
- ¿Qué te gustaría conseguir este año?
- Cuéntame una situación en la que un amigo te ha demostrado su amistad.

- ¿Cuál es el acto de generosidad que han tenido contigo que más te ha gustado?
- Imagina que tienes una varita mágica y puedes cumplir un único deseo: ¿qué pedirías?
- Si pudieras hablar con tu yo del pasado, ¿qué consejo te darías?
- Si pudieras volver al pasado, ¿qué decisión cambiarías de tu vida?
- Si te arrepientes de algo del pasado y consideras que fue un error, ¿qué aprendiste de ello?
- ¿Cuál ha sido tu experiencia más transformadora en la vida?
- ¿Cuáles son los valores o principios más importantes para ti y cómo los aplicas en tu vida diaria?
- ¿Qué cosas te hacen sentir más agradecido en la vida?
- ¿Cuál ha sido el abrazo más cálido que has sentido?
- ¿Cuál es tu lugar seguro, esa situación de tu vida en la que te sientes completamente en paz y a salvo?
- ¿Cuál es tu mayor aprendizaje en la vida hasta ahora?
- ¿En qué situaciones sacas tu verdadero yo?, ¿con qué personas?
- Si la sabiduría fuera una persona que está sentada a tu lado, ¿qué te gustaría preguntarle?
- ¿Qué granito de arena te gustaría aportar a la humanidad?
- ¿Has pensado cuál es el sentido de tu vida?, ¿para qué estás aquí?

- Si pudieras hacer un viaje en el tiempo, ¿a qué época irías y por qué?
- ¿Qué título le pondrías a nuestra historia de amor?
- ¿Qué te hace sentirte amado por mí?
- ¿Qué es lo que te atrae más de mí?
- ¿Cuál es tu deseo más profundo en relación con nosotros?
- ¿Cómo desearías que te recordara si ya no estuvieras?
- ¿Cuál es tu mayor miedo en nuestra relación?
- ¿Qué es lo que más valoras de nuestra relación?
- ¿Qué hace que te sientas orgulloso de mí?
- ¿Cuál ha sido el momento que más me has echado de menos?
- ¿Cuál es tu forma de demostrar amor?, ¿cómo te gusta recibirlo?
- Dime uno de los momentos más especiales que has vivido conmigo.
- ¿Cómo te gustaría que celebráramos nuestros aniversarios en el futuro?
- ¿Qué te hace sentirte conectado conmigo cuando estamos cerca?
- Si tuvieras que elegir un recuerdo de nuestra historia que nos represente como pareja, ¿cuál sería?
- ¿Qué te da más satisfacción en nuestra relación?
- ¿Cuál es el momento del día en el que te sientes más excitado?
- ¿Qué tipo de música despierta tu erotismo?
- ¿Qué parte de mi cuerpo te gusta más?
- ¿Cuál es el recuerdo más erótico que tienes conmigo?

- ¿Qué caricia de las que te hago te producen más placer?
- Cuando hacemos el amor, ¿qué sonido te excita más?
- ¿Cuál es tu lugar favorito para hacer el amor?
- ¿Qué te hace sentirte más deseado por mí?
- ¿Te gusta que te hable cuando hacemos el amor?, ¿qué tipo de palabras son las que te gusta escuchar?
- ¿Qué juegos previos te gustaría probar?
- ¿Cuál es tu postura favorita para hacer el amor?
- ¿Te gustaría incluir algún juguete sexual en nuestras relaciones?
- ¿Te gusta el sexo oral?, ¿qué te gustaría explorar de nuevo en esta área?
- ¿Cómo te gusta que te sorprenda en el terreno sexual?
- ¿Te gustaría que alguna vez te enviara fotos eróticas mías?
- ¿Qué tipo de ropa interior te gusta que me ponga?
- ¿Hay alguna fantasía que te gustaría probar conmigo?

...

Juegos para recuperar la chispa

> La sexualidad es una parte integral de nuestra humanidad. No hay nada más bello que dos personas que se aman y se conectan a través del placer.
>
> Marilyn Monroe

Masajes sensuales para despertar el erotismo

> El masaje es una expresión de amor y cuidado hacia el cuerpo, una forma de conectar con nuestra sensualidad y disfrutar plenamente de nuestra sexualidad.
>
> DEEPAK CHOPRA

Una buena forma de reavivar la pasión y de retomar la sexualidad después de un tiempo es a través de los masajes sensuales.

El contacto físico nos ayuda a conectar. Comienza siempre poco a poco, para ir reavivando gradualmente la sensibilidad corporal. Al igual que dos adolescentes que se descubren por primera vez, ve despacio, tocando primero zonas del cuerpo erógenas alejadas de los genitales y ve acercándote. Con paciencia y delicadeza, y después de mucho tiempo, podrás tocar los genitales con suavidad y cuidado.

El objetivo final de los adolescentes no es el coito, sino el propio placer táctil de las caricias, los abrazos y los besos. Estos comportamientos fortalecen la confianza y la seguridad en la pareja. No solo son una fuente de satisfacción sexual, sino también una forma de comunicación, de sentirnos aceptados y queridos por el otro. Volvamos a esa etapa adolescente al iniciarnos en los masajes sensuales.

Aunque las zonas erógenas varían en cada persona y cada poro de nuestra piel es susceptible de convertirse en una, existen algunas comunes, como los labios, el cuello, los pezones, los muslos, los glúteos y los genitales. Con los masajes sensuales, descubrirás nuevas zonas que te gusta que te toquen.

Puedes empezar con el objetivo de relajar a tu pareja, sin más pretensiones. Crea un ambiente propicio, con música suave y luz tenue que añadan un toque sensual al contexto.

Si eres una persona a la que le cuesta más recibir placer que darlo, te aconsejo que seas tú quien haga el primer masaje. Así, cuando luego te lo dé él, sentirás que ya has «saldado la deuda», no te sentirás incómoda y lo disfrutarás más, al darte permiso para recibir placer.

Invita a tu pareja a acostarse boca abajo y comienza acariciándole suavemente el cuello, los hombros y la cabeza hasta notar que sus músculos se relajan. Puedes usar aceites o cremas para que tus manos se deslicen por su piel y ajustar la presión según los deseos de tu pareja. Continúa por los brazos, explorando la cara interna, y las manos, pasando tus dedos entre los suyos. No olvides que la parte lateral del tronco también es una zona con gran sensibilidad. Además de usar las palmas de las manos, prueba a acariciar cuidadosamente con las uñas. Si notas que su piel se eriza, es porque lo estás haciendo bien. Luego, avanza hacia las piernas y los pies, masajeando cada dedo con ternura y delicadeza.

A medida que os sintáis relajados, puedes ir acercando tus manos a zonas más íntimas. Acaricia sus nalgas, la cara posterior de las rodillas y la zona interna de los muslos, buscando con tus dedos, de manera sutil, sus genitales.

Cuanto más suave y más despacio, mejor. No solo se disfruta de una caricia, sino de la anticipación de la siguiente, aquella que aún no ha llegado, pero que intuyes que vas a recibir. Anticipar el placer aumenta el erotismo.

Explorad juntos este viaje sensual, disfrutando uno del otro.

Piel con piel

> El contacto piel con piel es un lenguaje universal que trasciende las barreras y conecta a las personas en un nivel profundo.
>
> Mahatma Gandhi

Los masajes piel con piel consisten en masajear el cuerpo de tu pareja con tu propio cuerpo desnudo, prácticamente sin usar las manos. Suponen un contacto físico total que ayuda a establecer una conexión muy profunda entre los dos.

Es ideal usar mucho aceite, de modo que vuestros cuerpos se deslicen con facilidad y sintáis cada centímetro del cuerpo del otro.

En esta fascinante experiencia sensorial, busca no solo darle placer a él, sino sentirlo tú al restregar tu cuerpo sobre el suyo, roza tus genitales por las curvas de sus glúteos, por sus piernas o por su espalda. Hazlo de forma suave, acariciando, aplicando ligeras presiones y roces. También puedes utilizar tu pelo largo, como si del contacto de una pluma ligera se tratara.

Más tarde, cuando él se dé la vuelta, el contacto piel con piel cobra aún mayor importancia, porque se convierte en una danza sensual de dos cuerpos abrazándose y tocándose mutuamente. Es un encuentro íntimo muy profundo de entrega mutua y conexión física, energética y emocional.

¿Cómo dar información a nuestra pareja de lo que nos gusta?

> La comunicación efectiva es la herramienta más poderosa para inspirar y motivar a otros.
>
> John C. Maxwell

Una de las pautas principales en el terreno sexual es evitar emitir mensajes negativos. Cuando recibimos continuamente un «así no», nos desmotivamos. A nadie le gusta sentir que hace las cosas mal. Por ello, si le dices muchas veces a tu pareja que no te gusta cómo te toca, pensará que no se le da bien y dejará de hacerlo.

Ocurre siempre que aprendemos una habilidad. Si cada vez que juego al tenis pierdo todos los tantos, terminaré cada partido con una sensación de fracaso. Lo seguiré intentando algunas veces más, pero si el resultado siempre es el mismo, empezará a darme pereza ir y, finalmente, acabaré pensando que no se me da bien, que soy poco habilidosa con la raqueta y dejaré de jugar. En realidad, no es que me dé pereza o que no me guste el tenis, simplemente, no quiero quedarme con la sensación de frustración posterior. A todos nos gusta tener la recompensa de ganar un partido.

Así, si estás aprendiendo una habilidad, los mensajes que recibes de tu entrenador son decisivos. Si es una persona excesivamente crítica y exigente, te desmotivará. Sin embargo, si es paciente con tu proceso de aprendizaje y te refuerza los pequeños avances, te animará a seguir. Si nos hacen sentir que somos buenos en algo, lo practicamos más y entonces ¡conseguimos ser buenos!

La creencia de una persona de que es muy habilidosa en el ámbito sexual influye en su confianza y en su actitud durante el sexo. La confianza puede llevarle a esforzarse y a hacerlo mejor, teniendo un excelente resultado, lo cual reforzará esa creencia inicial de que es muy habilidosa sexualmente.

¡Toma nota! Si ayudas a tu pareja a tener más confianza en sí misma y la ayudas a creer que es buena en la cama, se comportará como tal. A este fenómeno se le llama en psicología profecía autocumplida. Se da cuando una predicción se convierte en realidad gracias a las acciones que se generan a partir de esa creencia.

Otro ejemplo limitante son los estereotipos de género. Si siempre hemos oído que las mujeres somos menos sexuales o que estamos menos interesadas en el sexo que los hombres, esto nos lleva a internalizar esa idea y a actuar en función de ella, restringiendo nuestra propia expresión sexual. Esto, a su vez, refuerza el estereotipo y perpetúa la idea de que a las mujeres nos gusta menos el sexo. Es un círculo vicioso.

Por favor, ¡elimina esa creencia de tu mente!

Cambiar el «así no» por el «así sí»

De mi profesor, Miguel Costa Cabanillas, autor de excelentes manuales de psicología y sexualidad, aprendí que, aunque siempre se ha dicho que de los errores se aprende, se aprende más de los aciertos.

Así, cuando recibimos una caricia que nos gusta, es el momento de decírselo a nuestra pareja: «Eso que acabas de hacer me ha gustado, qué bien lo haces». No esperemos al final del masaje para decirlo. Tenemos que aprovechar cada mínima oportunidad, por pequeña que sea, para dar un feedback positivo. Son maravillosas ocasiones para que nuestra pareja aprenda a estimular nuestro cuerpo.

Cuantos más mensajes positivos consigamos dar, más motivaremos al otro, con más gusto tocará nuestro cuerpo y más placer conseguiremos ambos. También mejorará sus sentimientos de autoeficacia y autoestima y terminará el masaje con una sensación de éxito.

Has ido a jugar al tenis y has ganado el partido. ¿Querrás volver a jugar? ¡Pues claro que sí! Todas las veces que quieras, ya no me da pereza.

Así que no te pongas excusas para no dar masajes. Si crees que ahora no sabes cómo hacerlo, ya aprenderás. Es cuestión de práctica.

A veces, alguna paciente me ha dicho: «No puedo enviarle mensajes positivos porque lo hace muy mal, en lugar de acariciar, me frota. Es muy torpe». «¿Todo lo hace mal? ¿Siempre? No me lo creo», suele ser mi respuesta. Si te ocurre esto, sobre todo las primeras veces, en lugar de criticar o de corregir continuamente a tu pareja, opta por el silencio. Sé paciente y espera a que llegue ese instante en el que poder decir «así sí». Habrá muchas más oportunidades para comunicarle lo que no te ha gustado. Mi consejo es que no lo digas en ese momento de intimidad sexual. Con nuestro silencio también comunicamos.

La técnica de «Pille a su pareja haciendo algo agradable y hágaselo saber», usada en terapia de pareja para mejorar la convivencia, podemos aplicarla también en el terreno sexual para guiar al otro en el maravilloso arte de hacernos sentir placer.

Aunque tengamos experiencia previa, cada persona es única, cada cuerpo es diferente, y la conexión y sinergia que surgen entre ambos también.

Besar con pasión

> El beso es la chispa que enciende el fuego de la pasión, un acto que trasciende las palabras y nos conecta a un nivel más profundo.
>
> FRIEDRICH NIETZSCHE

Los labios son una de las zonas más sensibles del cuerpo, uno de los canales más importantes de entrada de la estimulación sensorial.

Los bebés exploran el entorno a través de la boca, desarrollando así el sentido del tacto. Nosotros podemos explorar suavemente el cuerpo del otro. Podemos lamerlo, chuparlo, acariciarlo y besarlo.

Muchas parejas cambian la forma de besarse con el paso del tiempo. Los besos largos y profundos del principio se van sustituyendo por piquitos, que también son bonitos, pero son tan escuetos que se pierde mucha estimulación sensorial. Los besos lentos y con lengua pasan a ser tan solo la antesala de la relación sexual. El resto del tiempo solo nos damos besitos breves.

Con los besos largos, se pierden muchas otras cosas en la relación, porque no son simplemente besos, son una forma de mantener la intimidad y la conexión emocional a lo largo del tiempo.

Muchas parejas que veo en consulta apenas se besan, solo lo hacen para propiciar el momento sexual. Ni siquiera se dan uno al llegar a casa. Y esa es una de las primeras pautas que les doy para favorecer la proximidad entre ellos y que logren recuperar la chispa. El contacto físico es esencial para la conexión.

¿Eres capaz de recordar vuestros inicios? Posiblemente se os veía caminar juntos de la mano y os tocabais continuamente. Os morreabais en cualquier lugar.

Si no cuidamos y mantenemos los besos, con el paso del tiempo, toda esa explosión de sobreestimulación sensorial se pierde y corremos el riesgo de distanciarnos emocional y sexualmente.

«Obligatorio ir de la mano por la calle, sentaos juntos en el sofá, tocaos, abrazaos, daos un beso para saludaros, otro cuando llegáis a casa, otro a media tarde y, por supuesto, uno antes de dormir; daos también un beso al salir de casa para ir trabajar, otro al montar en el coche y así continuamente…». Esta es la tarea que acostumbro recomendar después de la primera o segunda sesión de terapia conmigo. Suele funcionar muy bien y regresan a nuestra siguiente cita con un ligero «subidón de amor» entre ellos. No todas las personas aceptan bien la tarea a la primera. Algunas me dicen frases como: «Nunca hemos ido por la calle agarrados, ni siquiera cuando nos conocimos. Me voy a sentir rarísima». «¿Y no crees que ahora es un buen momento para empezar a hacerlo?», les suelo preguntar yo, recordándoles su objetivo.

¿Cuál es vuestro objetivo? ¿Es aumentar la pasión y la conexión en la pareja? Los cambios siempre nos cuestan, pero si tu relación es algo prioritario para ti, no lo dudes, hazlo.

También les suelo explicar que es normal sentirte raro cuando hacemos algo que no hemos hecho casi nunca. Ocurre lo mismo que cuando aprendes un idioma: si te escuchas a ti misma hablando por primera vez en alemán, claro que te sientes extraña, te da vergüenza e incluso te sientes ridícula. Pero, poco a poco, te vas familiarizando con el idioma y lo terminas hablando con fluidez.

Aunque cuando les pongo la tarea les digo que es obligatorio, obviamente no lo es. Nada en terapia es obligatorio. Todas las pautas y tareas las negocio previamente con ellos.

Mi experiencia es que, aunque se sienten raros y les da la risa el tener que estar todo el día dándose besitos, cuando vuelven a la semana siguiente vienen con una sonrisa que les delata. Al menos, con tanto beso y tanto tocarse, cortamos la secuencia negativa de tensión y distanciamiento y empezamos un nuevo ciclo de demostración del afecto. A veces, incluso me cuentan que esa semana han tenido sexo después de mucho tiempo, porque una cosa ha llevado a la otra.

La siguiente pauta que suelo dar es pasar a los besos largos, sorprender al otro dándole un buen beso en cualquier lugar y a cualquier hora sin que eso suponga el inicio de una relación sexual. Esto funciona mejor incluso si se besan así durante largo tiempo y no tienen sexo después.

Estos besos nos transportan al inicio de la relación. Son besos que comunican, que van más allá, que dicen te quiero o te deseo sin usar el lenguaje verbal. Ayudan a mantener viva la pasión y nos hacen recordar las razones por las que nos enamoramos.

Os animo a hacerlo como tarea «obligatoria» durante una semana y después reflexionar juntos sobre cómo os sentís. Realmente no tienes nada que perder por intentarlo y sí mucho que ganar si funciona.

Academia de Besos

Academia de Besos es un juego que consiste en convertirse en profesores y enseñar a tu pareja cómo te gusta que te bese, probando diferentes tipos de besos hasta agotar vuestra creatividad.

1.º Primero empiezas tú enseñándole uno de tus besos preferidos. Ve marcando lentamente cada movimiento, tal y como a ti te gusta hacerlo.
2.º Tu pareja tiene que estar atenta y repetir la secuencia exacta, imitando cada uno de tus movimientos. Tratará de seguir tu ritmo, sincronizándose contigo como si de una danza íntima de labios se tratara. ¿Lo ha hecho bien? ¡Dile que es buen alumno!
3.º Ahora le toca a él ser el profesor y mostrarte los besos de su repertorio.
4.º Como hizo él, tendrás que replicar su beso tal cual, adaptando el ritmo con los movimientos de tus labios y tu lengua, y con la misma intensidad. ¿Te ha gustado este nuevo beso? ¡Díselo!

Podéis continuar con el juego cambiando el turno hasta que queráis.

¿Qué beso te ha cautivado más? ¿Cuál te ha sorprendido? ¿Cuál ha despertado tu ternura? ¿Y con cuál has sentido más amor? ¿Qué beso te ha vuelto loca? ¿Los besos han despertado vuestra pasión?

Sed creativos y, aunque vuestros cuerpos se enciendan con el juego, no tengáis prisa. Cuanto más tiempo dure la secuencia, más os excitaréis.

Probad los besos románticos, los besos sensuales, los besos breves, los besos dulces, los besos suaves, los besos largos, un beso juguetón que sorprenda. Besos sin apenas usar la lengua, besos delicados donde juega tu lengua con la suya, besos con saliva, besos con más saliva, besos excitantes, besos desesperados, besos salvajes, un beso cautivador. Besos con mordisquitos en los labios, besos lamiendo la comisura de su boca, besos con manos que se escapan a otras partes, besos ardientes o besos con mucha pasión.

Lo ideal es empezar con besos suaves y delicados, que ayudan a ganar confianza, para después ir aumentando la intensidad gradualmente, hasta llegar a los besos más ardientes y apasionados.

Trata de conectar emocionalmente con tu pareja cuando la besas, sintonizando con su energía, con su ser, con su esencia, como una forma de comunicación no verbal que va más allá del simple contacto físico de la piel de vuestros labios. No subestimes el poder de un beso, puede llegar a ser mágico.

Sé tú misma, siempre lo harás bien si dejas que ese beso salga de lo más profundo de ti. Cierra los ojos, disfrútalo y, sobre todo, siéntelo.

Atreveos a hacer variantes del juego Academia de Besos. ¿Te imaginas hacerlo con un antifaz en los ojos? Se amplificará la sensibilidad de tus labios al cerrar el canal visual. ¿Más ideas? Ampliad el juego incluyendo otras zonas del cuerpo, por ejemplo, besa y mordisquea su cuello. Será muy estimulante y excitante para él. La espalda, las nalgas, los muslos, el pecho..., tenéis muchos centímetros de piel para seguir experimentando con el juego.

La Academia de Besos mejorará vuestra conexión, vuestra intimidad y las expresiones de cariño entre vosotros. Es, además, un buen ejercicio para ayudaros a comunicar qué es lo que os gusta en el terreno sexual y a crear un espacio seguro y de confianza para entregaros al otro.

William Cane, en su libro *El arte de besar* explora diferentes tipos de besos, da consejos para lograr que sean más placenteros y significativos, y explica la diferencia entre besos suaves y besos apasionados. La intensidad física, emocional y energética marcará la diferencia. Los besos suaves, aquellos en los que los labios se rozan ligeramente, expresan ternura y cariño, y sirven para establecer una conexión romántica entre vosotros. Son ideales para momentos de calma y paz. Los besos apasionados son intensos, con mordiscos, lametazos, saliva y una mayor implicación de todo vuestro cuerpo. Estimularán vuestro deseo, generando excitación, energía y buena vibra. Son besos ardientes.

¡Probadlos todos!

El ritual de arreglarse para una cita

> El cuidado del cuerpo es un reflejo del cuidado de uno mismo.
>
> Aristóteles

¿Recuerdas tu etapa de soltera?

Seguro que te cuidabas y te preparabas mucho para las primeras citas.

En los primeros meses de la relación, desplegamos todo nuestro potencial seductor para garantizar la conquista, pero, una vez que ya le tenemos enamorado y hemos avanzado en el compromiso, nos relajamos. Nos da pereza dedicarle tiempo a tanto preparativo. Pero para ir a una boda no, ¿verdad? Ambos vamos divinos. ¿Una cita con tu pareja, a quien consideras tu amor y con quien quieres compartir tu vida es menos importante que la boda de tus vecinos?

Cuando te olvidas de seducirle a él, te estás olvidando también de seducirte a ti misma. También ellos, se descuidan, incluso más, olvidando que para nosotras es importante sentirnos seducidas.

Así que ¡mensaje para los chicos! (bueno, más bien para todas, todos y todes): cuando te mires al espejo, recién duchado, afeitado, perfumado, habiendo dedicado tiempo a frotar tu piel con jabón para que luzca limpia y suave, lista para ser devorada, aumentarás tu confianza, tu autoestima y tendrás una mayor predisposición para tener sexo. Ganarás seguridad para sumergirte en el maravilloso arte de la seducción. Sentirás que gustas y, con esa actitud de chico empoderado, ella caerá rendida, mostrando su deseo hacia ti. Te sentirás vivo, poderoso y sexy. Ve al gimnasio, tu forma física mejorará, te sentirás fuerte y subirán tus niveles de testosterona. Tu deseo sexual se disparará.

Insisto, este mismo mensaje también es para vosotras. Ya sabemos que sentirse empoderada sexualmente es algo que debe sentirse en el interior, pero la apariencia externa también ayuda a ello. ¿O acaso ese día que te levantas con las raíces del pelo esperando un tinte como agua de mayo, con el pijama menos sexy y ojeras de no haber dormido bien te sientes muy empoderada sexualmente? No es por nada, pero se lo estás poniendo difícil a tu mente.

Y al hilo de esto, haz una pequeña reflexión: ¿qué ropa usas para estar en casa? Una de las cosas que aprendí leyendo el libro de Marie Kondo *La magia del orden*, además de a ordenar, fue a desprenderme de todo aquello que no necesitaba ni era útil en mi casa, a conservar solo aquellas prendas de vestir con las que yo me sentía bien. El primer paso, según las indicaciones de la autora, es coger la prenda en tus manos, cerrar los ojos y pararte a analizar cómo te hace sentir.

Yo cometía el error de acumular ropa «por si acaso», de modo que nunca tiraba nada y guardaba las prendas más detestables, anticuadas y que no me favorecían para «estar por casa». No era consciente de que cada vez que pasaba por delante de un espejo, me asaltaba un pensamiento negativo que decía «¡Vaya pintas!» y me sentía mal. Son microsegundos en los que tu cerebro analiza lo que ve y graba en tu inconsciente una imagen descuidada de ti misma. En ese microinstante, nuestro cerebro no segrega dopamina, te lo puedo asegurar.

Leer ese libro me transformó. Vacié mi casa entera, deseché toda la ropa que no me gustaba. A veces tenemos vestidos preciosos, pero que nos traen malos recuerdos. ¡Deshazte de ellos! No lo dudes. Compré pijamas bonitos y ropa cómoda con la que me veía bien para estar en casa. Supuso un gasto de dinero extra, pero sentí que estaba invirtiendo en mi felicidad. ¡Son muchas horas las que estamos en la casa!

Haz lo mismo que hice yo. No se trata de estar guapa para nadie, es mucho más importante que eso, se trata de vestirte bien para gustarte a ti, que eres la persona más importante de tu vida.

Pero hablando de sexo, que es de lo que trata este libro, si estando en casa te sientes limpia y guapa, tu mente estará predispuesta a que el sexo surja en cualquier momento y lugar, porque inconscientemente sabes que estás lista para acercarte a él y desear que te coma enterita, y tú a él.

Miércoles de tacón

¿Qué días de la semana o del mes te arreglas o te pones tacón? ¿Los sábados para salir a cenar con los amigos? ¿En los eventos de empresa? ¿En bodas, bautizos y comuniones? Llegas a casa agotada y lo primero que haces es quitarte los zapatos. ¡Qué felicidad!

Mi propuesta es instaurar «los miércoles de tacón» y consiste en hacer exactamente lo contrario. Sal por ahí y vístete bien pero cómoda, con zapato plano, y cuando llegues a casa con tu pareja, súbete a los tacones.

¿No crees que lo estás haciendo al revés? ¿Tu objetivo no es recuperar la chispa y reavivar vuestra pasión?

Para aquellas parejas que no tienen tiempo ni espacio para estar solos porque tienen niños, o cuya economía no está para salir cada semana a cenar, esta es la pauta ideal. Acostad a vuestros hijos y planificad y preparad la cita en casa. Si no tienes a los niños ese día, mucho mejor, más privacidad. Es un plan económico, casero y que puedes hacer cualquier día de la semana. ¿Por qué tiene que ser solo los findes? ¿No puede ser un miércoles? Aunque tengas que trabajar al día siguiente, puedes reservar un par de horas por la noche un día entre semana, es más que suficiente. ¿No querías salir de la rutina? Pues tener una cita un miércoles supone hacerlo.

El objetivo es crear un ambiente propicio que invite a la seducción, a la conversación íntima y a los besos apasionados. El salón de vuestra casa puede convertirse en un escenario mucho más apetecible que el restaurante más lujoso de la ciudad. Música de fondo, la luz de un par de velas y vestirse acorde con esa ocasión especial.

Sé práctica y no desaproveches ese día en el que vas a la peluquería porque ya te toca. Elige entre el repertorio de vestidos de las últimas bodas y propón a tu pareja esa noche una cena especial en casa. ¡Ya estás peinada! Labios rojos y poco más.

También podéis diseñar encuentros en vuestro dormitorio a modo de «citas-spa». Salir de una ducha juntos con el pelo mojado y la toalla puede ser el inicio de una noche muy sensual.

¿Te pasa como a mí que ves en las tiendas ropa demasiado sexy y piensas: «Eso jamás me lo podría yo?». ¡Pues es el momento de cambiar el chip! Ve haciendo un fondo de armario de vestidos cortos y sexis, camisas transparentes y ropa provocadora que solo usarás dentro de casa con tu pareja. Si además, le haces la propuesta de cita por mensaje de WhatsApp mientras está trabajando, ambos pasaréis el día anticipando mentalmente la gran noche que os espera. Lo que vamos pensando las horas antes ayuda a despertar la sexualidad.

Y recuerda que todo esto no lo haces por tu pareja, lo haces por y para ti.

Viajes en pareja

Antes de hacer un viaje en pareja, debemos reflexionar sobre cuál es nuestro objetivo: ¿es visitar una ciudad e impregnarnos de su arte, tradiciones y gastronomía?, ¿es descansar en una playa idílica?, ¿es desconectar, olvidar el trabajo y las responsabilidades cotidianas?, ¿es pura diversión? o ¿es reconectar con tu pareja y reavivar la pasión?

Los viajes son una gran oportunidad para conectar, pero para ello hay que dar espacio a que esa conexión surja, tener claro tu objetivo y aceptar que quizá no haya tiempo para hacer todo lo que te gustaría.

Si habláis del propósito del viaje y de vuestras expectativas, evitaréis frustraciones posteriores y podréis dedicar tiempo a lo importante.

¿Cómo hacer un viaje para conectar sexualmente con tu pareja?

1. Reservad un tiempo para no hacer nada, sin ningún plan. Así fomentaréis que la espontaneidad y la creatividad surjan entre vosotros. No ocupéis todas las horas del día en hacer tours por la ciudad para visitar todo lo que viene en la guía. Acabaréis cansados y al llegar al hotel solo querréis dormir. No tendréis ganas de sexo.
2. Id sin prisas a las visitas programadas para evitar el estrés y la irritabilidad consecuente. Si salimos con tiempo de sobra, iremos con calma, lo que facilitará la conexión con la pareja y el disfrute del momento presente. Podréis parar a haceros fotos juntos, besaros en cada rincón y surgirán ocasiones románticas.
3. Cread el ambiente adecuado para que se den las conversaciones profundas. Los viajes son ideales para ello. Esto es compartir tiempo de calidad.
4. Al hilo del punto anterior, poned el móvil en modo avión y nunca encima de la mesa. Hay estudios que demuestran que el mero hecho de tener el teléfono en la mesa hace que la conversación entre dos personas sea menos íntima y de menor calidad, aunque no haya ninguna llamada que la interrumpa. Estos estudios se centran en el concepto de presencia ausente o *phubbing*, que consiste en ignorar a la persona que tienes delante por estar pendiente del móvil.

Un estudio publicado en la revista *Journal of Applied Social Psychology* encontró que la presencia de un teléfono móvil durante una conversación cara a cara resultó en una menor calidad de la conversación y en una menor satisfacción percibida. Y otro aparecido en la *Journal of Social and Personal Relationships* mostró que, en una interacción social, afectaba negativamente la calidad de la conexión emocional y la satisfacción.

Podéis pactar usarlo solo para hacer fotos y reservar algún momento al día para conectaros a redes sociales, los dos a la misma hora. Dedicar atención plena a la conversación con tu pareja promueve la conexión emocional y es más satisfactorio para ambos. También puedes aprovechar el «momento móvil» para enviarle mensajes aunque le tengas delante: «Te quiero», «Me encanta viajar contigo». Esos wasaps inesperados generan mucha complicidad y le sacan al otro una sonrisa instantánea.

5. Planificad tiempo para tener sexo. En los viajes de pasión este es un requisito imprescindible. Algunas parejas me dicen que ellos prefieren no hacerlo porque les resulta «muy artificial» saberlo con antelación, pero si no lo hacéis, es probable que no suceda. ¿Tu viaje no era para recuperar la pasión?
6. Aprovechad para innovar. Viajar es como un *break* de la vida real. Todo es nuevo y sales de la rutina, haces cosas especiales. Si lo trasladamos al terreno

sexual, podemos atrevernos a salir de lo cotidiano y cumplir fantasías. Se trata de atreverse a hacer pequeñas «locuras». Porque «lo que pasa en Las Vegas, se queda en Las Vegas».

Joe Cocker les motivó

Julia y Carlos estaban disfrutando de unos días de ensueño en Tenerife. Quisieron celebrar su quinto aniversario con una escapada de un fin de semana largo en la isla. La habitación de su hotel era un paraíso, con una terraza que ofrecía una vista espectacular del mar.

Después de cenar, decidieron subir a la habitación. Querían conversar en un ambiente íntimo y relajado, rodeados del cielo estrellado y con el mar frente a ellos. Pusieron una lista de reproducción aleatoria en Spotify y dejaron sonar la música mientras charlaban.

En un momento de silencio, la canción *You Can Leave Your Hat On* de Joe Cocker comenzó a sonar y Julia, en un arranque de espontaneidad y dejándose llevar por la pasión del momento, le dijo a Carlos «¿Y si me haces un striptease?». Carlos, sin pensarlo mucho respondió: «Vale».

Los ojos de Julia se abrieron como platos sorprendida ante su respuesta. «Pero prométeme que no te reirás, ya sabes que no sé bailar», dijo Carlos con cierta inseguridad. En ese mismo momento se arrepintió de haberse ofrecido. Ella le convenció con una mirada y voz embriagadora. «Por favor, hazlo. Quiero ver cómo me seduces», le suplicó.

Carlos entró en la habitación y se tomó su tiempo para prepararse. En la pequeña maleta de equipaje de mano no había mucha ropa ni accesorios para ser creativo, pero con su ingenio logró sorprenderla.

Le pidió a Julia que lo esperase tumbada en la cama y, cuando estuvo listo, hizo sonar de nuevo la canción y salió del baño. Vestía sudadera de cremallera, camiseta, bañador, gorra y gafas de sol, que le daban un toque extra de misterio a su atractivo. A medida que la canción avanzaba, Carlos comenzó a quitarse la chaqueta y, aunque no bailaba mucho, se movía de modo sugerente al ritmo de la música. Ella sonreía con gran expectación. «Va a ser interesante el espectáculo», pensó.

Él se quitó la gorra y la lanzó con energía al lado de ella. Cada movimiento de su cuerpo era lento y cautivador. Julia, sorprendida de la capacidad de seducción de su novio, lo miraba atentamente y ansiaba ver cómo se deshacía de cada prenda. La siguiente en caer fue el bañador, aunque no mostró mucho, ya que llevaba debajo la ropa interior que a ella más le gustaba. «Qué detalle...», se dijo Julia impresionada.

El espectáculo empezaba a subir de tono, solo le quedaban tres prendas. Con movimientos sexis y seductores, Carlos se dio la vuelta y se quitó la camiseta, dejando al descubierto su maravillosa espalda. Luego, se dirigió a la terraza y trajo un cigarro para Julia, se lo colocó en la boca y sacó un encendedor. Cuando estaba a punto de encenderlo, lo retiró rápidamente y lo guardó dentro de su calzoncillo. «¿Quieres encender el cigarro?», le preguntó desafiante. «Claro que sí», respondió ella. «Pues tendrás que encontrar el mechero», contestó él con una sonrisa traviesa.

Ella se rio y se inició un juego entre ellos en el que Julia acariciaba su cuerpo tratando de encontrar el encendedor escondido. Carlos, como un mago principiante al que se le ven los trucos, lo iba cambiando de lugar constantemente, provocando que las manos de ella fueran recorriendo cada rincón de su piel. Ella intentaba bajarle el calzoncillo con delicadeza, pero él se lo impedía una y otra vez. Era como si el mechero fuera el objeto más escurridizo del universo.

El resto de la noche te la puedes imaginar, fue una increíble secuencia de seducción, caricias, besos y pasión desenfrenada.

El mechero quedó escondido entre las sábanas y el cigarrillo nunca se encendió, pero sus cuerpos sí. Ardieron como el fuego esa noche.

«Solo tengo una última petición», susurró Julia. «Lo que tú quieras, mi cielo», respondió él. «No te quites las gafas de sol».

Seguro que el relato anterior te ha dado ideas, ¿verdad?

Culturalmente, siempre se nos ha presentado a las mujeres como objeto de deseo y pocas veces como deseantes. Pongamos nuestro granito de arena para luchar contra los estereotipos y pidámosles a ellos que se muestren como objetos de deseo para nosotras.

¿No te parece atractiva la idea? Es solo un juego. No lo dudes y propónselo.

«Hacer el amor» versus «follar»

¿Existen diferencias entre «hacer el amor» y «follar?»

Aunque ambos términos se refieren a la actividad sexual, para la mayoría de las personas tienen connotaciones diferentes y significan cosas distintas.

Cada uno le puede dar su definición y enfoque personal, pero quizá estemos de acuerdo en que hacer el amor tiene más que ver con el romanticismo, está enfocado a la intimidad, el cariño y la expresión de amor a través del sexo. En cambio, cuando hablamos de follar solemos referirnos al acto sexual en sí mismo, sin el componente emocional. Se centra más en la satisfacción sexual, tiene un enfoque más físico y orientado a la gratificación personal.

Marisa y Pedro tenían diferencias en este punto de sus relaciones sexuales. Ella era una chica muy abierta de mente, con bastante experiencia previa y le gustaba innovar. Siempre le proponía nuevas fantasías y se comunicaba con claridad. Él se catalogaba a sí mismo como un chico romántico y un poco más reservado, pero entre ellos había confianza y a él le parecían muy bien las propuestas de Marisa de hacer cosas nuevas. Ambos disfrutaban del sexo juntos, pero existía un pequeño punto discordante.

Para él, las relaciones sexuales eran mucho más que

sexo. Buscaba una conexión energética y sentir un profundo amor hacia ella. «Cuando hacemos el amor, me siento emocionalmente muy unido a ella. Siento que la quiero y cuando llega el orgasmo, necesito mirarla a los ojos. Es un instante muy especial para mí en el que estoy pensando cuánto la quiero. Entonces, ella también me mira y me dice alguna guarrada. Me corta totalmente el rollo. Siento que no estamos en la misma línea. Me da la sensación de que ella está follando, centrada solo en lo corporal y pensando en cosas que nada tienen que ver con la conexión profunda que yo busco. Yo también follaba con ella cuando nos conocimos, pero, hoy día, entiendo que esto es mucho más».

«¿Tú nunca haces el amor conmigo?», le preguntó entonces. Y ella, muy sincera, contestó: «En ese momento, yo pienso en otras cosas».

Ella le quería muchísimo, pero la conexión romántica con él la encontraba en otras situaciones: «Cuando dormimos juntos la siesta en el sofá, cuando nos abrazamos con fuerza y durante mucho tiempo, cuando le miro a los ojos y le digo que le amo, por las mañanas cuando le abrazo en la cama y le acaricio, cuando hablamos de cosas profundas sentados en nuestro rincón de la cocina, etc.».

Ellos mismos encontraron la solución. Solamente tenían que hacerse una pregunta antes del momento sexual: «¿Hoy follamos o hacemos el amor?». Dependiendo del día, las relaciones sexuales tenían un matiz u otro. Había días en los que se miraban para hablar de fantasías y decirse guarradas antes de llegar al orgasmo y otros en los que ese momento de conexión visual era para bucear en la pupila del otro y decirse «Te amo» con la mirada.

Os animo a que probéis los dos escenarios.

Dormir desnudos

En muchas de las parejas que acuden a mi consulta para recuperar la chispa me suelo encontrar con un denominador común: no se van a la cama al mismo tiempo, bien por sus diferentes turnos de trabajo, bien por sus horarios de sueño distintos, bien porque uno de ellos prefiere quedarse en el sofá viendo series, etc.

Otros sí lo hacen, pero cada uno se pone en su lado de la cama a ver *reels* en el móvil hasta que caen rendidos por separado.

Lo importante no son las causas, sino la consecuencia, que suele ser mucho más grave de lo que parece a simple vista, pues se pierde un gran momento de contacto físico, intimidad y comunicación.

No es necesario acostarse con la obligación de tener sexo, pero irse a dormir juntos y abrazarse estando relajados es un espacio ideal para la comunicación, la intimidad y las muestras de afecto. Por descontado, hay que olvidarse de los teléfonos móviles para que las pantallas no estropeen ese momento especial.

Si además generáis el hábito de meteros en la cama desnudos y abrazaros bajo el calor de las sábanas, ¿qué no puede surgir? El roce hace el cariño y lleva a todo lo demás. Al sentir la piel del otro, el roce de su cuerpo y las caricias, surge el deseo de ir a más. Y, si no, no pasa nada. Te sentirás bien y te sentirás querida con el simple hecho de sentir su abrazo.

Erotizar la cotidianeidad

El juego consiste en hacer cualquier cosa del día a día con muy poca ropa.

Puedes adelantarle la sorpresa erótica que le tienes preparada con algún mensaje previo, pero sin desvelarla del todo. La anticipación forma parte de los preliminares y va creando ambiente.

Puedes esperar a tu pareja en casa cocinando, igual que siempre, pero únicamente con el delantal puesto. O esperarle tumbada en el sofá con lencería sexy, viendo tu serie favorita como si fuera un jueves cualquiera.

Él puede salir de la ducha con el pelo mojado y una toalla en la cintura e ir a buscarte por la casa. O puede hacer de camarero y servirte tu bebida favorita, pero llevando solo la bandeja en la mano.

La sorpresa y la espontaneidad os harán salir de la rutina y propiciarán momentos eróticos y sensuales fuera de la cama.

Enjabonarse en la ducha juntos

Una experiencia sensorial fascinante es enjabonar el cuerpo de tu pareja en la ducha al mismo tiempo que él lo hace contigo, rodeados del vapor que llena el ambiente.

Sentir sus suaves manos deslizándose lentamente con la espuma sobre tu cuerpo produce una sensación increíble que te hace sentir cada poro de tu piel.

Dejad que vuestras manos transmitan la complicidad y el amor que sentís.

Este momento de cuidado y conexión íntima os transportará a un estado de relajación profunda. Permítete disfrutar plenamente de esta experiencia y sorprende a tu pareja proponiéndole esta cita bajo la ducha.

Juegos de rol

Los juegos de rol consisten en interpretar un papel o una personalidad diferente a la nuestra. Es como jugar a ser actores.

Asumir un rol imaginario te ayudará a descubrir otras facetas tuyas que no conocías, a crear nuevos escenarios sexuales y, en consecuencia, a salir de la monotonía. Te resultará más fácil actuar de un modo diferente si estáis jugando.

Todos en la vida tenemos distintos roles: el de madre, el de amiga, el de trabajadora el de pareja... Nos relacionamos en pareja según nuestra personalidad y también según lo que el otro espera de nosotros. Ese rol de pareja es nuestra zona de confort. Nos sentimos aceptados y queridos siendo así. ¿Para qué cambiar? Lo nuevo nos asusta. Lo predecible nos da seguridad.

Quizá tu pareja te conoce en un plano más amoroso y romántico, y eso te encanta, pero también te gustaría ser más traviesa en la cama y nunca te has atrevido.

Recuerdo a una paciente, Alicia. Me decía que en su pareja faltaba comunicación sexual. Entre ellos había sexo, pero nunca hablaban de ello. Además, ella quería introducir alguna novedad porque llevaban quince años juntos y las relaciones sexuales casi siempre eran iguales.

«Como ya me conoce de sobra, sabe dónde tocarme y en cinco minutos hemos terminado los dos», decía. «Yo quiero tener más relaciones con él, pero es difícil disponer de un espacio en la casa sin los niños. A media noche, suele venir uno de ellos a nuestra cama y se queda durmiendo con nosotros, así que tenemos que aprovechar los pocos momentos a solas. Pero yo no siento deseo previo, lo hacemos para descargar y porque si no aprovechamos ese momento, a saber cuándo llega el siguiente».

En su día a día faltaba erotismo en la relación y no anticipaban con deseo un encuentro íntimo. Le sugerí hablar de las fantasías como una forma de fomentar la comunicación y de introducir esa novedad y me contestó con un rotundo no. «Yo he intentado hablar de fantasías con él, pero siempre me decía: "Calla, no me hables de eso". Y si alguna vez me he atrevido a decirle algo mientras hacemos el amor me responde que no diga guarradas.

Me ve como una chica puritana, la madre de sus hijos, así que no le puedo decir ese tipo de cosas. Además, yo también me veo así, no me atrevo. Si fuera con otro hombre, quizá sí me lanzaría a hablar de fantasías, pero con él no».

Realmente ella sí quería hablar con él de sexo, pero estaba desesperanzada. La pauta que les di fue que jugaran a ser desconocidos, para salir del rol de esposa y madre, que dejaran de ser, al menos por un día, Fernando y Alicia.

No funcionó. Quizá no fui demasiado clara al dar las instrucciones.

En la siguiente sesión, me contó que habían jugado a que habían pasado muchos años, se habían reencontrado y tenían que seducirse de nuevo.

«Ahí está el error», le dije. «No puedes jugar a ser tú misma porque sigues siendo tú, sigues en tu rol. Tenéis que jugar a que sois dos personas diferentes, con otros nombres, otras profesiones y otro estilo de vida».

Con esta nueva aclaración, el juego funcionó. Fue una manera de empezar a hablar de fantasías y de atreverse a comunicarse. Al dejar de ser Alicia y Fernando, empezaron a verse como personas nuevas y a seducirse mutuamente.

Te animo a que lo pruebes. Salir de tu rol te costará al principio. Puede que te dé vergüenza o que creas que no es para ti, pero si profundizamos en esos pensamientos, posiblemente encontremos miedo al rechazo, miedo a recibir una mala contestación, miedo a lo que pensará de ti o miedo a no gustarle en esa nueva faceta y a que se estropee algo entre vosotros.

A través del juego de roles podemos expresar los deseos que nos cuesta verbalizar y vivir nuevas fantasías alejadas de nuestro comportamiento habitual.

¿Te imaginas jugar a ser la maestra de inglés y tu pareja, tu alumno de clases particulares? ¿O que sois dos desconocidos y quedáis en algún lugar de la ciudad? Podéis ser una masajista y su cliente, una médica y un paciente o un piloto y una azafata de vuelo. Podéis ser todo lo que seáis capaces de imaginar.

Hace varios años, vi una entrevista en televisión en la que una escritora hablaba de su vida de pareja. Decía que llevaba veinte años con su marido y que todos los años quedaba una noche con él en un hotel de su misma ciudad. Para ellos, esa cita anual les ayudaba a mantener la pasión en su relación. No contó más detalles, pero mi imaginación fue más allá y pensé: «Seguro que juegan a seducirse como si fuesen dos desconocidos que se encuentran en el hotel». Me pareció un planazo y, a partir de entonces, empecé a recomendarlo a muchas parejas en terapia.

Sandra y Carlos

Conversación de WhatsApp.

Sandra: Hola, he encontrado
tu número en la página
manitasguaposadomicilio.com

Carlos: Sí, ¿en qué puedo ayudarla?

Sandra: Se me ha estropeado el aire acondicionado y con este calor es imposible dormir.

Carlos: ¿Necesita una reparación urgente?

Sandra: Sí, ¿puede ser en horario nocturno? Tengo un día ajetreado y hasta las diez no llegaré a casa.

Carlos: No es habitual trabajar en esos horarios, pero se lo comentaré a mi jefe y no creo que haya problema.

Sandra: ¿Cuánto me vas a cobrar?

Carlos: Necesito hacer un presupuesto una vez que vea el aparato, antes no le puedo decir nada con relación al presupuesto.

Sandra: ¿Hacéis factura?

Carlos: Por supuesto, somos una empresa seria.

Sandra: Gracias, entonces te espero a las diez en mi casa. Ya dejé mi dirección en vuestra web.

Carlos: Bien, allí estaré.

El timbre sonó a las diez en punto. Sandra abrió la puerta con una sonrisa intrigante.

Sandra: ¿Eres el técnico del aire acondicionado? ¿Cuál es tu nombre? Yo soy Sandra.

Carlos: Soy Carlos, hemos hablado por WhatsApp esta mañana.

Carlos se quedó perplejo al ver a Sandra enfundada en un vestido negro y con tacones altos que resonaban en el suelo. Estaba perfectamente maquillada, con los labios rojos. Él, con su uniforme de trabajo y herramientas en mano, se sintió atrapado por su encanto.

Los saludos fueron corteses, pero la tensión entre Carlos y Sandra era innegable. Ella tenía abierta una botella de vino blanco y le ofreció uno a él.

Sandra: No está muy frío, ¿te pongo un hielo?

Al inclinarse para sacar el hielo del congelador, su trasero se convirtió en la tentación más dulce para él. Carlos no podía apartar la mirada.

Bebieron juntos y charlaron sobre sus vidas. Sandra le contó que era investigadora, bióloga marina, y que su último año lo había pasado en un barco en una isla del Pacífico, sin relacionarse apenas con nadie, solo con la tripulación. Le confesó que no había tenido relaciones con ningún hombre en el último año.

Carlos: Imagino que lo echarás de menos.

Ella, aprovechando el hilo de la conversación y animada por la música agradable que sonaba de fondo, se atrevió a hacerle la pregunta:

Sandra: ¿Y qué me cuentas de ti? ¿Sabes hacer otras cosas además de arreglar aparatos de aire acondicionados?

Carlos: ¿Qué más necesitas de mí?

Sandra: ¿Sabes dar placer a una mujer?

Él asintió y con una sonrisa le dijo: «Al menos lo puedo intentar.»

Se acercó a ella para darle un beso. Ese fue el inicio de una gran noche de pasión entre los dos. Al amanecer, se despidieron.

Carlos, murmuró: «Ojalá se te vuelva a estropear algo más en la casa, Sandra.»

Esta es una historia real de una pareja que llevaba junta bastante tiempo. Carlos y Sandra no eran sus verdaderos nombres, fueron improvisados en el momento. Aunque ha pasado el tiempo, de vez en cuando Carlos vuelve a recibir un wasap solicitando sus servicios y, con la excusa de que algo se ha roto en casa, se reencuentra con Sandra. Le encanta esa faceta atrevida y directa de su mujer, no es habitual en ella y cuando quiere verla así, en lugar de llamarla por su nombre le dice: «Hola, Sandra». Y solo ellos saben lo que va a pasar.

Sexting en pareja

El *sexting* consiste en enviarse mensajes, fotos o vídeos con contenido sexual explícito. Sus ventajas han sido ampliamente demostradas: mejora la comunicación, la intimidad, la conexión emocional y la satisfacción sexual.

Un estudio publicado en la revista *Computers in Human Behavior* en 2014 encontró que el *sexting* en parejas casadas estaba asociado con una mayor satisfacción sexual. Otra investigación publicada en 2013 en la *Journal of Sex & Marital Therapy*, concluyó que los participantes aseguraron tener mayor comunicación y sentirse más conectados emocionalmente con sus parejas después de hacer *sexting*.

Esta práctica no solo sirve para parejas que están lejos. Si lo probáis, incluso aunque viváis juntos, saldréis de la rutina y os ayudará a recuperar la pasión. Podéis escribir juntos un relato erótico en el chat, confesaros alguna fantasía o simplemente decirle al otro: «En este momento estoy pensando en ti, deseando tenerte cerca», con muchos emoticonos de fueguitos.

Precauciones y consejos que tener en cuenta:

1. Pregúntale a tu pareja si le gustaría hacerlo. Si lo hacéis de forma consensuada, los mensajes siempre serán bien recibidos.
2. Si decides hacerlo para darle una sorpresa, asegúrate de dejar claro que el mensaje es para él y evitar así malos entendidos.

   Hago esta sugerencia porque en más de una ocasión me he encontrado en terapia de pareja a personas que han desconfiado al recibir un mensaje de este tipo por primera vez. «Ese mensaje no era para mí», me decía uno mientras su pareja aseguraba que sí lo era.
3. Haced un grupo de WhatsaApp entre vosotros para este tipo de mensajes y guardarlo en «Archivados». No queremos que abráis el chat estando con otras personas y la sorpresa sea para todos. Además, así evitáis que los mensajes picantes entre vosotros se mezclen con los cotidianos y podréis releer la conversación más adelante, para buscar momentos de excitación a solas.
4. Galería Oculta de Fotos y vídeos Hot: haz una galería oculta de fotos y vídeos en tu móvil para enviarlos en los momentos más inesperados y que los reciba, por ejemplo, en plena jornada de trabajo.

Con el *sexting*, podréis seduciros, anticipar mentalmente vuestros encuentros sexuales y sentiros deseados por el otro. Posiblemente, tendréis más ganas de llegar a casa para disfrutar de un momento íntimo. Y aunque esa noche no surja el sexo, no pasa nada, no es obligatorio, pero habréis salido del rol de padres, por ejemplo, y retomado el de amantes.

Sorprende a tu pareja mientras habla por teléfono

Estas pequeñas iniciativas nos ayudan no solo a tener un encuentro sexual en medio de la vorágine del día a día, sino también a fomentar la complicidad de pareja.

Cuando uno está al teléfono, se encuentra indefenso, vulnerable y se deja hacer porque no quiere dar pistas a su interlocutor de lo que está ocurriendo. Es un momento idóneo para actuar. Durante la llamada, lo que ocurre entre los dos solo lo sabéis vosotros. Es un secreto que os une.

Os dejo aquí el relato de Rebeca, de la historia de cómo conoció a Marcos y de lo bien que se lo pasó mientras hablaba por teléfono:

«Recuerdo el día en que lo conocí, me quedé fascinada. Es un chico sumamente atractivo, de treinta y seis años, más alto que yo, mide 1,80 m, y con un cuerpo muy musculado, muy grande, es un armario. Su cuerpo desnudo es puro espectáculo.

»Nada más entrar en mi casa, se abalanzó sobre mí, me

empezó a besar apasionadamente y me puso contra la pared. En pleno beso, me fue a levantar la falda y le dije: "Eh, tío, para, no te conozco de nada". Él contestó: "Ni yo a ti. No tengas miedo, vamos a hacer solo lo que tú quieras, no te presionaré en absoluto". En ese momento, la conexión entre nosotros empezó a fluir. Me dejé llevar y disfruté mucho de la noche.

»Después de ese día, nos vimos en contadas ocasiones, con mucho tiempo entre cada encuentro. Besaba genial, eso lo recuerdo muy bien. Con solo un beso, un escalofrío recorría todo mi cuerpo de abajo arriba y me encendía por completo. Lo que hacía, que me encantaba y me volvía loca es que me inmovilizaba las manos atrás con fuerza y no me dejaba tocarlo, solo él me tocaba a mí. Me bajaba las bragas y me empezaba a comer como un loco. Me devoraba. Me comía el clítoris, la vagina y el culo, todo. Fue el primer chico que me comió el culo de esa manera tan guarra. Era una auténtica locura.

»Un día quedamos. Habíamos acordado que yo le esperaría en casa y que él vendría directamente, como siempre.

»Al principio, solía prepararme antes de que llegara, pero ese día estaba en pijama, uno de pantaloncitos cortos y camiseta de tirantes, sin arreglar. Él entró y, de nuevo, sin decir una palabra, me besó como lo hacía él siempre. Besaba excepcionalmente bien. Me giró y me puso contra la pared. A él le gustaba ir poco a poco, lamerme todo el cuerpo, chuparme, tocarme… Me bajó el pantalón, las bragas y empezó a comerme el culo, le encantaba mi culo.

Cuando ya estábamos muy cachondos los dos, desnudos, tomé el control y se lo empecé a comer yo a él. Yo estaba sentada en la cama y él, de pie. En ese momento, me sonó el teléfono. Yo teletrabajaba esa mañana y era mi jefa quien me llamaba. Tenía que contestar.

»Le dije: "Para un momento. Tienes que esperar". Pero él estaba encendidísimo. Llevaba ya un rato comiéndome de arriba abajo, los dos metiéndonos mano, y no me hizo caso. Cuando descolgué la llamada, me empujó hacia atrás en la cama, se puso de rodillas en el suelo y empezó a comerme. Casi me corro en plena conversación, la situación me estaba poniendo tan cachonda que no podía aguantar. Contuve la respiración y los gemidos, no me concentraba en lo que decía mi jefa porque no podía estar atenta a la conversación, solo me preocupaba que no se me notara el placer que estaba sintiendo. Una vez colgué, no tardé ni un minuto en llegar al orgasmo. Fue una situación fascinante».

6

Prácticas sexuales

> El sexo es la puerta de entrada a la vida, al amor y a la felicidad.
>
> SIGMUND FREUD

Estimular los pechos femeninos

Las partes más sensibles y exquisitas de los pechos de una mujer son sin duda los pezones y las areolas. Los pezones pueden ser protuberantes o pequeños, más claros o más oscuros, y las areolas, más o menos amplias. Cada pecho es una obra de arte única.

Los senos, pezones y areolas son increíblemente sensibles y, si son acariciados adecuadamente, una fuente inagotable de deleite y placer. De hecho, algunas mujeres pueden llegar al clímax únicamente con la estimulación de sus pechos. Es todo un descubrimiento sensorial.

Estimular el cuerpo femenino es todo un arte que te invito a aprender y disfrutar.

¿Quieres saber cómo estimular los pechos? Una buena forma de empezar es abrazarla desde atrás, permitiendo que tus manos se deslicen sobre su ropa, acariciando su pecho suevamente. Mientras, puedes besar su cuello y su nuca, susurrarle al oído lo mucho que te encanta y lo excitado que estás.

Luego, quítale la camiseta y déjala en ropa interior. Puedes bajar uno de los tirantes del sujetador y deleitarte con besos sensuales en sus hombros y clavículas mientras tus dedos buscan su pezón. Sin necesidad de quitarle completamente el sujetador, bájaselo un poco, dejando al descubierto sus pechos. Recuerda tratar ambos con la misma devoción.

Desliza las palmas de tus manos sobre sus pezones realizando movimientos circulares con suavidad y delicadeza. Notarás cómo se erizan. Bésala con deseo, escuchando el ritmo de su respiración, que será cada vez más agitado.

Sitúate frente a ella y repasa con tu dedo el contorno de sus pechos. Vuelve a pasar las palmas de tus manos sobre sus pezones y observa cómo se excita.

Dibuja sus areolas con la punta de tus dedos, haciendo el círculo una y otra vez, despertando sensaciones en su piel. Utiliza las yemas de tus dedos para juguetear con sus pezones, acariciarlos y frotarlos con delicadeza. Atrévete a ir un poco más allá y pínzalos, tirando de ellos con suavidad y firmeza. Descubre así los límites de su excitación y disfruta escuchando sus gemidos. Observa su rostro de placer mientras retuerces ligeramente esos botones tan suaves y los aprietas. Ve graduando la intensidad, de menos a más, hasta que encuentres ese punto de dolor placentero.

Ha llegado el momento de usar el poder sensual de tu boca. Comienza con dulces y ligeros besos alrededor de sus pechos y lame la base. Recorre con la punta de tu lengua su pezón, sin apenas tocarlo. Siente el cosquilleo que le produce. Luego, mételo entero en tu boca, como si fuera un manjar exquisito que deseas saborear. Presiona con tu lengua para atraparlo contra tu paladar y succiona delicadamente. Concéntrate en esa sensación de succión dulce que le estás proporcionando. Permítele sentir cómo su pezón se frota con tu paladar, incrementando el placer haciendo pequeñas presiones que potenciarán su disfrute.

Extiende bien tu lengua, con sensualidad, sobre su pezón, frotándolo suavemente arriba y abajo y alrededor. Pasa la parte inferior de tu lengua sobre él. Las diferentes texturas de tu lengua le producen sensaciones distintas. Añade un toque de erotismo exhalando sobre su piel, secando las partes humedecidas.

Mientras tu boca la está acariciando, tus manos también pueden entrar en escena. Sostén con suavidad su pecho, apriétalo de vez en cuando y tira de él ocasionalmente. O invítala a ella a que lo agarre y te lo ofrezca, así tendrás tus manos libres para excitar otras partes de su cuerpo.

Abre tu boca, en forma de círculo, como si estuvieras exhalando un aro de humo. Coloca tu boca sobre su pezón y, con sutileza, sopla y succiona, atrayéndolo hacia tu boca y luego liberándolo de manera que solo tus labios lo rocen; generarás anticipación y deseo. Atrápalo luego con la parte interna de tus labios y vuelve a succionar, permitiendo que entre y salga con rapidez entre tus labios, con delicadeza. Aumenta su excitación soplando ligeramente.

Cubre tus dientes con tus labios y aprieta el pezón entre ellos, masajeándolo con suavidad al mismo tiempo que mueves tu mandíbula a un lado y al otro, regalándole una sensación placentera. Experimenta con la intensidad, apretando y sacudiéndolo con sutileza. Esa sensación de vibración puede resultarle muy placentera.

Siente cómo su excitación se eleva al tirar de sus pezones.

Todas estas nuevas caricias pueden llevarla al éxtasis.

Dedícale todo el tiempo que quieras y disfrútalo tanto como ella.

Consejos para él:

- El grado de sensibilidad depende de cada mujer. Algunas sienten mucho cada caricia. Con otras, tendrás que ser más intenso y apretar con más fuerza los pezones para que pueda sentir excitación.
- El tamaño de los pechos no determina el grado de sensibilidad. Los hombres suelen cometer el error de agarrar y succionar los pezones con mucha intensidad cuando la mujer tiene el pecho grande. Sin embargo, son muy delicados con mujeres de pechos pequeños. No cometas ese error. Independientemente de cómo tenga el pecho una mujer, debes ser cuidadoso. Pregúntale cómo le gusta y, ante la duda, hazlo siempre con mucha suavidad. Imagina que sus

pechos son tan sensibles como tus testículos. Así no fallarás.

- No le muerdas o estropearás el momento. Un mordisqueo constante y tierno suele ser más estimulante.
- El grado de succión te lo indicará ella. En función de su sensibilidad, tendrás que hacerlo con más o menos fuerza e intensidad.
- Algunas personas sienten un gran placer cuando notan un ligero toque de dolor. Busca el punto que a ella le gusta. Si le gusta una estimulación muy intensa, puedes probar con unas pinzas.
- No te olvides de acariciar sus pechos o de pasar la lengua por sus pezones durante la penetración. Si ella está encima de ti, los tendrás al alcance de tus manos o sobre tu cara.
- Después del orgasmo, puedes acariciárselos suavemente mientras descansa. Puede ser un buen punto de partida para que se excite de nuevo y continuar.

Consejos para ella:

- Si no te excita cómo tu pareja te toca los pechos, puede ser porque se está pasando de intensidad. Pídele que lo haga más suave, pasando ligeramente la mano o los dedos sobre tus pezones.
- Dile que no vaya directo al pezón, primero tiene que tocar la base del pecho, las zonas de alrededor y la areola. De ese modo, irás entrando poco a poco en

la fase de excitación y cuando llegue a tus pezones lo disfrutarás más.

- Proponle que te haga un «homenaje» acariciando tus pechos durante largo tiempo (al menos, media hora) sin llegar a más. Solo con eso podrás llegar a unos niveles de excitación increíbles e, incluso, tener un orgasmo.

La violinista

«Yo trabajaba en un resort de lujo en el Caribe, formaba parte del equipo de animación. Mi labor consistía en guiar actividades como el aquagym o las clases de baile, siempre procurando que los huéspedes se sintieran cómodos y animándoles a participar.

»Me sentía muy atraído por las mujeres europeas y más si superaban bastante mi edad. Hoy día, siguen despertando en mí mucha pasión las mujeres mayores. Me centraba en aquellas que venían solas de vacaciones con el objetivo de hacerles más agradable su estancia en el hotel, o al menos eso era lo que le decía a la directora.

»Puedo decir, sin ánimo de alardear, que a mis veintiséis años era muy atractivo y me mantenía en forma haciendo mucho deporte. Aunque soy de tez clara, pasar todo el año bajo el sol del Caribe me daba un bronceado sensual que enloquecía a las europeas del Norte. O eso me dijeron muchas veces.

»Un día, durante una sesión de aquagym, una mujer

de unos cuarenta años no dejaba de observarme. Por supuesto, todas me miraban por ser el monitor, pero ella lo hacía cargada de deseo. Yo fui consciente y respondí a cada mirada con una sonrisa de complicidad. Incluso me acerqué a ella un par de veces en el agua, deseando que supiera que había captado mi atención.

»Era una mujer holandesa, rubia, esbelta, con el pecho pequeño pero caderas amplias y un buen trasero, poco habitual en las de su nacionalidad. Me cautivó por completo.

»Al terminar la actividad, me acerqué decidido hacia ella. Su biquini mojado se colaba entre sus nalgas mientras caminaba. Despertaba en mí mucho deseo. Con mi inglés de acento latino, inicié la conversación con ella. Me dijo que estaba disfrutando de unas vacaciones en solitario y que llevaba tres días en el hotel. "Me resulta extraño no haberte visto antes, una mujer tan atractiva no me pasa desapercibida", le dije. Ella sonrió, se sonrojó y, ligeramente nerviosa, puso fin a la conversación y se marchó.

»La busqué al atardecer y me senté junto a ella a tomar un trago. No era algo extraño, los del equipo de animación siempre nos acercábamos a los clientes a entablar conversación. Yo solía hacerlo cuando estaban relajados, tomando algo o descansando en las hamacas. Me interesaba por sus vidas y les contaba los secretos de la isla.

»Ese día, la conversación y los cócteles fluyeron. Fue entonces cuando me decidí a invitarla a salir. "Quiero invitarte a almorzar, ¿prefieres ir a un restaurante o quieres que cocine algo para ti?", le propuse. "Quisiera ver lo que cocinas tú", me contestó. Así que la llevé a mi casa y le preparé algo ligero, un poco de marisco. El marisco no falla. Después del postre, nos refrescamos con una cerveza fría y estuvimos conversando un rato más.

»Ella coqueteaba jugando con sus dedos en el borde del vaso de un modo muy sugerente. Fue entonces cuando me acerqué y la besé. Luego nos dirigimos a la cama y cuando iba a quitarle la blusa, ella no quiso. Le pregunté y me dijo que no le gustaba su pecho. Decidí parar y dedicar tiempo a hablar del tema hasta que la convencí de que me dejara verlos. Me quedé sorprendido porque eran muy hermosos. No tenían nada de feos y sus pezones eran preciosos y duros.

»Empecé a decirle cosas bonitas de ellos mientras mis manos recorrían su cuerpo y le besaba en el lado del cuello opuesto al violín. He olvidado decir que era violinista. También le di algunos mordisquitos suaves en el lado del violín. Ella me explicó que en esa parte tenía menos sensibilidad. Disfruté largo rato con sus labios, su cuello y sus pechos, deleitándome en cada parte y sintiendo mi erección.

»Descendí lentamente, besando cada centímetro de su abdomen, pero ella enseguida me retiró. Ansiaba que yo continuara en la parte de arriba y yo seguí haciéndolo para complacerla. Estuve mucho tiempo besando los alrededores de sus pezones y succionándolos. Pasaba sobre ellos mi boca, tocándolos tan solo con mi aliento. Su cuerpo se arqueaba de placer, incapaz de contenerse. Me miraba con cara de desesperación y súplica en sus ojos.

Entonces comencé a succionar, a lamer y a mordisquear

sus pezones. Los mordiscos fueron casi lo último, cuando noté cómo su pelvis presionaba contra mí. Estaba al borde del éxtasis, era evidente. Ponía los ojos en blanco y sus manos agarraban con fuerza mis hombros. Se aferraba a mí, apretándome mucho contra ella y restregando su pelvis con mi cuerpo, hasta que llegó al orgasmo. Me chorreó y ella misma se asustó porque no se lo esperaba. Yo me quedé muy sorprendido.

La dejé tumbada boca arriba en la cama y le di besos suaves y tranquilos durante un rato. Cuando sentí que me agarró la polla, supe que estaba lista para más.

Estimulación del clítoris, y más

La forma más exquisita de llevar a una mujer al éxtasis es a través de la estimulación del clítoris.

Pero antes de sumergirte en ese viaje de placer, debes despertar todos sus sentidos con besos y caricias en cada rincón de su cuerpo. Descubre sus puntos erógenos, más allá de lo obvio, cada centímetro de su piel puede ser una fuente inagotable de deleite.

Besa su cuello con suavidad, acaricia sus muslos con ternura, recorre sus brazos y piernas con deseo, dedica tiempo incluso a sus pies. En cada caricia puede sentir un escalofrío de placer. Tócale el pecho, chupa sus pezones, siente cómo se ponen erectos. Nota su excitación.

Antes de adentrarte en la delicadeza del clítoris, debes preparar el terreno.

Comienza acariciando la zona sobre la ropa interior, ejerciendo una ligera presión con tu mano o deslizando tu brazo por su entrepierna, pero sin quitarle las bragas. Siente el monte de Venus bajo tus manos, toca sus nalgas y sus muslos, introduciendo discretamente uno de tus dedos para ir más allá. Mantén la incertidumbre, aún no es el momento, aunque ella te lo esté pidiendo con la mirada.

Cuando veas que su excitación aumenta, es hora de quitarle las bragas con suavidad y de explorar su vulva con tus dedos. Acaricia los rincones que rodean al clítoris sin tocarlo aún. Deléitate un rato allí. Busca la entrada de su vagina y humedece los labios internos con su propio flujo. Si lo deseas, puedes usar tu saliva para intensificar la humedad o dejar que ella misma te chupe los dedos, pero es importante que se deslicen con delicadeza. Disfrútalo, no hay prisa.

Si estás tocándole con una mano, usa la otra para acariciar sus pechos.

Bésala con deseo. Observa cómo va mostrándose más excitada, cómo sus pezones entran en erección y sus labios menores se van engrosando. Con pequeños gemidos y con el ritmo de su respiración, te irá indicando la presión que le gusta y los puntos que la llevan al éxtasis. Estate atento.

Atrapa sus labios entre tus dedos mientras apoyas la palma de la mano sobre su clítoris, ejerciendo una suave presión. Deja que la punta de tu dedo corazón su sumerja lentamente en su excitada vagina, sintiendo la humedad. Luego acaricia toda la zona y siente cómo se estremece.

Ve al clítoris, ahora es el momento de jugar.

Realiza movimientos circulares alrededor de él y masajéalo. Desliza tus dedos arriba y abajo a lo largo del clítoris, dale suaves golpecitos, primero lentos, luego más rápidos. Ella está muy excitada ya, su clítoris se hincha y el capuchón se retrae mostrando su espléndida erección.

¿Te atreves a pasarle la lengua?

Lámelo, primero suavemente, como si saborearas un delicioso helado. Dale grandes lametadas y bésalo. Ve a los labios, lámelos también, chúpalos y regresa al clítoris una y otra vez.

Realiza movimientos circulares con tu lengua, succiónalo levemente y ve incrementando de forma gradual, cada vez más rápido e intenso, marcando el ritmo constante de su placer. Rota tu boca en la zona y mueve la cabeza arriba y abajo mientras succionas con intensidad, disfruta de su clítoris en tu boca. Mantén el ritmo. Escucha su respiración y los gemidos de placer.

Tus manos están libres, úsalas. Acaricia sus labios e introduce un dedo en su vagina. Ella arquea su cuerpo al sentir tu succión rítmica en su clítoris. Luego introduce dos dedos y empuja hacia arriba, en dirección a su ombligo, haz el signo de «ven aquí» con los dedos, buscando estimular su punto G. Recréate el tiempo que quieras.

Vuelve a lengüetear su clítoris y dale ligeros mordisquitos.

Retira tus dedos, pero no dejes de darle placer. Desliza tu lengua por sus labios y por el interior de su vagina, saborea su esencia y siente cómo se contrae en respuesta a tus estímulos. Tócale las nalgas, acaríciaselas, agárrala con fuerza.

Continúa tu exploración erótica hacia su perineo, ejerce presión y luego, con sutileza, ve buscando su ano con tu dedo. Acarícialo, dibujando círculos a su alrededor. Despierta nuevas sensaciones en ella, haz que su cuerpo se estremezca con anticipación y deseo.

Lleva de nuevo tu boca al clítoris, lámelo, ahora con más energía y pasión. Succiónalo con intensidad. Su cuerpo tiembla y sus gemidos aumentan de volumen. En este punto, deja que la tensión sexual se eleve al máximo.

A estas alturas, ella está a punto de llegar al clímax, pregúntale si quiere acabar y dale el máximo placer. Si ella te lo indica, ha llegado el momento de penetrar.

Precauciones y consejos para él:

- El relato anterior es solo un ejemplo de cómo hacerlo, cada mujer es única y disfruta a su manera. Solo vosotros, con práctica y comunicación, podéis encontrar la mejor forma.
- Pídele a ella que te vaya indicando cómo le gusta. Puedes hacerle preguntas para animarla a expresarse: «¿Te gusta así?», «¿Sigo aquí?», «¿Más rápido?», «¿Más suave?», «Si algo no te gusta, dímelo».
- Es muy importante que escuches el ritmo de su respiración como señal de su excitación. Busca captarlo y presta atención al movimiento de su cuerpo.
- Recuerda siempre hacerlo sin prisas, no vayas direc-

to al grano. Los atajos, en el sexo, nunca son buenos. Mejor la cocción a fuego lento.

- Al tocar su clítoris, frota de un modo suave, que no sea una fricción intensa e irritante.
- Si el clítoris se seca mientras lo estás tocando, vuelve a humedecerlo.
- Un consejo para el cunnilingus es lamer dejando la lengua flácida. Suele ser mucho más placentero.
- Si quieres que ella llegue antes al orgasmo, no cambies tanto de zona, mantente en la que más le gusta y estimula a un ritmo constante. Pero si quieres alargar el momento, ve cambiando, eso disminuye el nivel de excitación.

Consejos para ella:

- No busques llegar al orgasmo, simplemente disfruta del camino, siéntete cómoda y libre de recibir placer.
- Saca de tu mente los pensamientos negativos que boicotean tu excitación.
- Comunícale con palabras, gestos o gemidos los movimientos que te llevan al éxtasis. Solo tú puedes enseñarle lo que te gusta.
- No le digas que pare, cuanto más se alarga el momento, más se disfruta el orgasmo.

Estimulación del pene, y más

Comienza a seducirlo, cautivándolo con la mirada y jugueteando con su cuerpo. Bésale con pasión, transmitiéndole las ganas que tienes de darle placer. Mírale con deseo y humedece tus labios.

Empieza desde abajo, acariciando suavemente sus testículos y dejando que se asienten en tu mano. Frótalos suavemente con la yema de tus dedos. Pasa tu mano por sus nalgas y sus muslos, acercándote a zonas más escondidas. Deja que tu antebrazo «por accidente» roce su miembro permitiendo que su imaginación vuele y anticipe lo que está por venir.

Juguetea con sus testículos y comienza a acariciar su pene desde la base, sin prisa, para que la erección vaya creciendo entre tus dedos. Disfruta de esa maravillosa sensación. Desliza tu mano desde abajo hasta el glande, e inicia nuevamente el camino con la otra sin llegar a completar el recorrido.

Sujeta la base de su miembro con firmeza, transmitiéndole tu seguridad. Realiza movimientos ascendentes y descendentes una y otra vez, girando tus manos en direcciones opuestas con delicadeza. Esa dulce estrangulación le resultará increíblemente excitante y su pene se pondrá cada vez más rígido.

Observa cómo empiezan a asomar pequeñas gotitas de líquido preseminal, clara señal de su excitación. Espárcelas por su glande con la yema de tu dedo, intensificando su deseo. Mírale a los ojos y observa su cara. Aumenta la lubricación impregnándole con tu saliva o con un lubricante especial.

Junta tus manos y entrelaza tus dedos, subiendo y bajando, primero con sutileza e incrementando la intensidad con cada movimiento. Haz ligeras rotaciones y presiona rítmicamente su pene, explorando sus puntos de placer.

Envuelve la base del tronco con tu mano derecha, mientras la otra se deleita estimulando la parte superior. Pasa la primera con destreza por debajo de la izquierda hasta rozar su glande, emergiendo por encima. Mientras, la otra mano desciende y antes de llegar a tocar su base, inicia nuevamente el ascenso, generando un torbellino de sensaciones en él.

Su pene está muy erecto y ansía tu tacto, agárralo con ambas manos. En cada ascenso, hazlo girar de nuevo en direcciones opuestas, y en cada descenso, en sentido contrario. Siente el roce de su miembro y observa cómo poco a poco lo vas llevando al éxtasis. Sigue jugueteando. Percibe su excitación palpable y su deseo.

Mantén un ritmo constante y, si deseas intensificar más la experiencia y alargar el momento, frena y busca nuevas zonas de placer. Dirígete hacia su perineo, masajéalo con movimientos rotatorios, presionando con tus nudillos para que sienta cada uno de tus dedos explorándole.

Después, vuelve a comenzar, pero esta vez que la boca sea la protagonista. Muéstrale con cara de deseo las ganas que tienes de llenar tu boca con su miembro. Comienza con besos y delicadas lamidas en el tronco. No tengas prisa, a pesar de que él se muere de ganas y te mira con ojos de deseo. Frunce los labios sobre su glande, dejando que solo la punta se adentre en tu boca.

Luego, mételelo entero en tu boca con suavidad, tan adentro como puedas. Mueve tu cabeza hacia arriba y hacia abajo, sintiendo cómo se desliza en tu boca, lubricada con tu saliva. Dedica especial atención a lamer su glande. Envuélvelo con tus labios, lámelo y succiona, primero con suavidad y luego con energía desbordante, llevándolo al límite de su placer.

Lleva su pene hasta tu garganta, succionando de forma continua y vigorosa mientras lo recorres con tu lengua.

Cuando el clímax se acerque, masajea y agarra sus testículos, brindándole una sensación de placer adicional. Luego, chupa tus dedos de manera sugerente y acaricia su ano en círculos, frotando suavemente con tus dedos arriba y abajo en la zona de la entrada. Mientras, mantén su pene en tu boca. Si él te lo permite, introdúcele un dedo en el ano justo antes de que alcance el orgasmo. Esa doble estimulación será explosiva para él y lo llevará a un éxtasis indescriptible.

Consejos para ella:

- Sé creativa. Puedes usar tus manos, tu boca, tus pechos, tus pies, tu pelo..., todo lo que se te ocurra para despertar la sensualidad del momento y anticipar el placer.
- Acaricia, frota, succiona y lame su pene y sus testículos.

- Pídele que se siente sobre ti y mastúrbale con tus pechos ayudándote con las manos.
- Ve graduando la estimulación para evitar una eyaculación prematura. Haz paradas de vez en cuando para alargar el momento.
- No seas tímida, acaríciale las nalgas y la parte exterior del ano, pero antes pídele permiso. Aunque es un punto muy erógeno del hombre, muchos ellos tienen prejuicios y creen erróneamente que así pierden su virilidad.
- Disfruta mientras le masturbas y le haces una felación. La situación es muy erótica y excitante. Piénsalo, su placer está en tus manos.

Consejos para él:

- Enséñale cómo te gusta que te toque, pon tus manos sobre las suyas y muévelas buscando la presión y el ritmo que deseas.
- Recréate mirando su cuerpo, su cara y sus ojos mientras te toca. Eso te ayudará a sentirte más conectado a ella y a disfrutar viéndola a ella hacerlo también.

Coito

Antiguamente se hablaba de dos tipos de orgasmos: los que se producían con la estimulación del clítoris y los vaginales. Además, erróneamente, se pensaba que los primeros eran de «segunda categoría» y que no eran tan válidos como los orgasmos con penetración.

Hoy sabemos que dentro de la vagina existe una zona muy sensible y que también con la penetración se puede estimular el clítoris. Por ello, muchas mujeres llegan al orgasmo únicamente con el coito, pero lo habitual es que esto suceda cuando la mujer está muy excitada y cuando ya se han estimulado otras zonas erógenas: boca, cuello, pechos, clítoris, etc. Lo más frecuente es que la mujer llegue al orgasmo si durante la penetración estimula su clítoris al mismo tiempo. Si solo hay estimulación de la vagina suele costar más.

Un gran error es empezar con el coito demasiado pronto, cuando la mujer aún no ha sido estimulada adecuadamente. La fase previa de besos y caricias es fundamental para que se excite. Es un proceso que va de menos a más, gradual.

Aunque la lubricación vaginal es un signo de excitación, no es el único ni el más importante. Que haya lubricación no significa que haya suficiente excitación. Es más evidente cuando la vulva va aumentado su grosor por la vasocongestión genital. Es entonces cuando la mujer está preparada para la penetración, no antes. De nada sirve que el hombre aguante mucho tiempo realizando el coito si ella no está excitada. Posiblemente, así no llegará al orgasmo.

Algunas posturas son más propicias para estimular la parte exterior del clítoris durante la penetración. Si, por ejemplo, la mujer está encima, ella tiene el control de los movimientos y puede rozar su clítoris con el cuerpo de él mientras realizan el coito. En cambio, si la postura no favorece la estimulación del clítoris, puede disminuir su excitación. Otra opción es que sea ella misma quien pueda tocarse el pecho o el clítoris al mismo tiempo. Con esta doble estimulación, será mucho más fácil y placentero llegar al orgasmo.

Es de sobra conocido el *Kamasutra*, un antiguo texto indio escrito por Vatsiaiana en el siglo III o IV d. C. Consta de siete libros y, aunque lo más popular son las representaciones gráficas de las posturas sexuales, el libro abarca muchos otros aspectos de la vida sexual, del amor y la intimidad.

Podéis probar muchas posturas del *Kamasutra* si vuestra elasticidad y complexión física os lo permiten, pero es importante saber que la parte más sensible de la vagina es el tercio externo, es decir, la parte más próxima a la entrada, ya que está rodeada por las raíces y bulbos del clítoris. Realizar el coito introduciendo solo una pequeña porción del pene es muy excitante para muchas mujeres, sin necesidad de meterlo en su totalidad.

Lo recomendable es empezar con posturas cómodas e ir explorando gradualmente otras nuevas. Puedes colocar almohadas debajo para elevar tu pelvis o para buscar mayor comodidad.

Otra parte muy sensible de la vagina es la zona superior.

En sexualidad, hay una zona denominada *cul-de-sac*

(en francés, «callejón sin salida»), también conocida como fondo de saco vaginal. Es una pequeña área ubicada en la parte posterior del útero, justo detrás del cuello uterino, una cavidad en forma de saco que se encuentra entre el útero y la parte superior de la vagina.

El *cul-de-sac* puede ser estimulado durante el acto sexual si la penetración es muy profunda. No se trata de que el hombre meta y saque su pene dando golpes bruscos, esto puede no ser placentero e incluso puede resultar doloroso. Una de las formas de estimularlo es que el hombre cese el vaivén y simplemente presione esa zona con su miembro. También pueden acoplar sus cuerpos y balancearse juntos o simplemente realizar una penetración sin movimiento al mismo tiempo que la mujer contrae los músculos del suelo pélvico estimulando el pene.

Aunque todo depende siempre de las preferencias personales, algunas posturas pueden facilitar el acceso y la estimulación de esta área con el pene. Las más adecuadas son:

1. Posición del misionero modificada, con las piernas de ella sobre los hombros de él.
2. Posición de la cucharita. Ambos de lado, realizando la penetración desde atrás y buscando el ángulo de penetración para estimular el *cul-de-sac*.
3. Posición del perrito. La penetración se hace también desde atrás, pero la mujer está colocada a cuatro patas, por lo que es más profunda.
4. Posición de la mujer encima mirando en dirección a sus pies.

También es muy recomendable usar lubricantes para reducir la fricción y facilitar el coito, especialmente en posturas que implican penetración profunda, o usar juguetes sexuales como un complemento. Existen muchos diseñados para parejas.

La comunicación, el respeto y la experimentación son la clave para encontrar lo que os gusta. Cada pareja es única y su experiencia sexual y sus fuentes de placer, muy personales.

Si el coito tiene lugar en un ambiente con iluminación adecuada que os permita miraros a los ojos y ver vuestros cuerpos disfrutándose mutuamente, la excitación será mayor, al igual que si os decís cosas al oído.

Recordemos que la sexualidad no solo tiene que ver con los genitales, sino también con los besos, las miradas, las caricias, los susurros al oído, las palabras de complicidad y las fantasías compartidas.

Sexo anal

El sexo anal es todavía un tabú, pero es una práctica muy habitual y placentera para la mujer, aunque, ¡ojo!, no al inicio. No es como la penetración vaginal, que está diseñada para lubricar y facilitar la penetración. El sexo anal requiere tiempo para habituarse a las sensaciones y estar muy relajada para disfrutarlo sin que duela.

En esta práctica sexual es fundamental la confianza con tu pareja y llevar a cabo una serie de preparativos que te garanticen que te vas a sentir cómoda del todo haciéndolo.

Hablo de preparativos porque tuve el caso de una paciente que se aventuró a hacerlo con un chico en una primera cita. Ella no lo había previsto y simplemente se dejó llevar porque ya lo había hecho en otras ocasiones y le gustaba. Aunque me contó que lo disfrutó, vino muy afectada porque los dos se llevaron la desagradable impresión de encontrarse con una «sorpresa». Las sábanas quedaron manchadas y ella lo pasó muy mal. Estaba muy avergonzada y no quería volver a quedar con él.

La gente que practica el sexo anal suele tratar su recto antes de la relación sexual para que quede vacío y limpio. Lo normal es ponerse un enema unas horas antes y después hacerse lavativas. Si has hecho esto previamente, no tendrás miedo a llevarte una desagradable sorpresa y estarás más cómoda y segura de ti misma.

El chico debe estimular primero el ano por fuera y luego introducir un dedo delicadamente. Tienes que habituarte a esa sensación porque al principio sentirás que tienes ganas de defecar. No es así, pero tu esfínter te manda esas señales. Una vez acostumbrada, cuando ya disfrutas si tu pareja introduce su dedo, puedes ir a más.

Tienes que tener la confianza de poder parar la situación en cualquier momento y él debe ser muy cauteloso, ir despacio y preguntarte continuamente cómo estás y si te sientes cómoda.

Si en algún momento sientes dolor, tienes que parar. Nunca sigas.

Piensa que el sexo anal es una práctica que se va dando con el paso del tiempo. Muchas mujeres indican que les gusta mucho y que consiguen orgasmos muy placenteros, pero siempre cuentan que al principio no era así, que fue un proceso.

Estimular el punto G

La existencia o no del punto G ha sido objeto de controversia en investigación científica. El debate continúa hoy en día y los estudios más recientes apuntan a que sí existe, no como un punto estático en la vagina, sino como una zona situada en la pared anterior de la vagina (de cara al ombligo) y cuya estimulación produce placer.

Se llama punto G por el apellido del primer ginecólogo alemán que, en 1950, habló de él, Ernst Gräfenberg. Fue Beverly Whipple quien lo bautizó así en 1982.

Las investigaciones se sucedieron y se llegó a la conclusión de que, aunque el órgano sexual del placer femenino por excelencia es el clítoris, la vagina también tiene una zona de alta sensibilidad.

Fue Emmanuele Jannini quien, entre 2010 y 2014, demostró que estimular la pared anterior vaginal provocaba cierta presión en la uretra, en el tejido esponjoso del clítoris y en las glándulas de Skene, generando placer y provocando orgasmos. Esta estructura en la que convergen la uretra, el clítoris, la vagina y las glándulas de Skene fue denominada CUV (complejo clitouretrovaginal). Es una estructura dinámica y compleja sobre la que aún no existe un consenso definitivo en el ámbito médico. Por esta razón y para simplificar las cosas, yo hablaré de punto G para referirme a esa zona.

¿Cómo estimulo el punto G?

Lo primero que tienes que saber es que es necesario estar excitada para encontrarlo.

Se ubica en la pared anterior de la vagina, a unos 5-8 cm de la entrada. Podrás identificar la zona porque tiene una textura rugosa en comparación con el tejido que lo rodea.

Si estás con tu pareja, podéis empezar a besaros y estimularos mutuamente hasta que alcances un elevado nivel de excitación; de ese modo, la experiencia será más efectiva y placentera. Como ya he dicho, si no estás excitada, te resultará muy difícil encontrarlo.

Introduce un dedo o un par en la vagina con la palma de la mano hacia arriba y realiza con ellos el gesto que hacemos para decir «ven aquí» o masajea la zona con movimientos circulares o de vaivén. También puedes usar un juguete sexual diseñado específicamente para ello, con un poco de lubricante.

La estimulación del punto G puede llevar o no al *squirt* o al orgasmo, pero no siempre es así. Lo que sí obtendrás es una sensación de gran placer que, junto a la estimulación simultánea del clítoris, puede llevarte a alcanzar intensos orgasmos.

Otro modo es formar una pinza con los dedos medio e índice. Introduce el dedo medio en la vagina, coloca el índice sobre el clítoris y frota simultáneamente sobre el punto G y el clítoris con ambos al mismo tiempo.

El famoso *squirting*

Están muy de moda en la pornografía actual los vídeos en los que las chicas hacen *squirting* en grandes cantidades, lo que se ve como símbolo de un intenso orgasmo. Voy a desmitificar esta práctica sexual y a aclarar conceptos.

El *squirting* es la expulsión de un líquido en el momento próximo al orgasmo. Algunas mujeres lo experimentan junto con un intenso placer, pero otras no. Hay orgasmos sin *squirting* y *squirting* sin orgasmo.

Se origina en la vejiga y tiene una composición similar a la orina, aunque es más transparente e inodoro y con una baja concentración de ácido úrico. No es lo mismo que la eyaculación femenina, durante la cual se expulsa un líquido blanquecino y viscoso que proviene de las glándulas parauretrales o de Skene y que contiene PSA (antígeno prostático específico). Estas glándulas son lo más parecido a la próstata en los hombres. Aunque la eyaculación ocurre también cerca del orgasmo y en momentos de intenso placer sexual, las cantidades de líquido que se liberan son mínimas, menos de 1 ml.

El *squirting* actúa como un sistema de limpieza de la uretra y puede producirse antes, durante o después del orgasmo. Es un reflejo fisiológico involuntario y se puede dar de modo independiente, aunque es cierto que el placer y el orgasmo producen una relajación de los esfínteres que lo propician. La cantidad de líquido que se libera con el *squirting* no es tan exagerada como las que aparecen en los vídeos porno. La media está entre los 15 y los 110 ml, y las mujeres sienten que se van a hacer pis justo antes de producirlo.

¿Cómo puedo provocarlo?

El *squirting* se puede provocar estimulando la zona denominada punto G y contrayendo los músculos del suelo pélvico al mismo tiempo.

Ya hemos visto que para estimular el punto G pueden usarse los dedos o un juguete sexual específico. Si optas por los dedos, debes hacerlo de forma rápida e intensa, tocando la parte con textura esponjosa y dando ligeros golpes hacia arriba. Si en ese momento te entran ganas de hacer pis, relaja los músculos y déjate llevar. Saldrá tu *squirt*.

Hay posturas que favorecen el *squirt*: de pie, de rodillas o, durante el coito, estando encima. Es muy difícil conseguirlo tumbada boca arriba.

Explosión en el parking

«Yo acababa de salir de una relación muy tóxica, de esas que, aunque el sufrimiento es constante, no puedes dejarla. Afortunadamente, al final pude hacerlo y me aventuré a instalarme una aplicación para conocer a gente nueva.

»Y así fue como nos conocimos. Pasamos varios días hablando por el chat hasta que concretamos una cita para encontrarnos en persona. Quedamos en la cafetería dentro de un centro comercial.

»Cuando llegó, su físico no llamó demasiado mi atención; sin embargo, me sentí muy cómoda hablando con él, como si le conociera de toda la vida. Y en el fondo sí, debo admitir que era guapo. Llevaba una camisa ligeramente abierta, con una camiseta debajo, y unos vaqueros. Yo vestía de manera casual, como cualquier otro martes.

»Desde un principio le dejé claro que nuestro primer encuentro solo sería para conocernos, que no habría nada más. Nuestra cita duró apenas un par de horas, las únicas que yo tenía libres sin los niños.

»Nos dirigimos al parking y me acompañó hasta mi coche. En ese momento, se acercó y me besó. Creo que recordaré ese beso toda mi vida. Fue una explosión de sensaciones que recorrió mi cuerpo de pies a cabeza de una manera impresionante, algo que no me había pasado nunca. Había disfrutado antes de los besos, de sentirlos, pero lo que experimenté fue indescriptible. Y del mismo modo, noté que a él también le estaba pasando. Fue algo de otro planeta.

»Durante los siguientes veinte minutos no pudimos separarnos, nos besamos con pasión apoyados en mi coche, manoseándonos los cuerpos. Sentía un calor que me consumía por dentro.

»Pero tuve que irme, tenía que ocuparme de los niños ese día. De no haber sido así, estoy segura de que habría pasado lo que tenía que pasar, los dos lo deseábamos. Más adelante, él también me confesó que había sentido ese beso al igual que yo y que por eso, justo antes de irme, me había susurrado al oído: "Creo que tú y yo nos vamos a entender muy bien".

»En las horas y días siguientes mi WhatsApp no dejaba de notificarme mensajes de él. Ambos deseábamos volver a vernos lo antes posible, pero hasta la semana siguiente yo no tenía ningún día libre. "¡Qué largo se va a hacer la espera!", nos decíamos en el chat.

»Tuve la gran suerte de que a mis hijos los invitaran a un cumpleaños ese mismo viernes y pude quedar con él tres días después de nuestra primera cita. Le escribí para vernos y quedamos en su casa.

»Efectivamente, no me defraudó en absoluto. Volví a sentir lo mismo que había sentido en el parking. Me recibió en la entrada con un beso apasionado y os puedo asegurar que, a partir de ese día, he vivido con él las experiencias sexuales más intensas de mi vida. Es un chico sorprendente, es alucinante cómo me dirige y me guía para hacer diferentes posturas. El sexo con él es simplemente increíble.

»Intuyo que ha tenido una vida sexual muy rica, porque le veo muy experimentado. Ha conseguido despertar un placer en mí que nunca antes había sentido. Me encanta porque mezcla pasión y delicadeza, me vuelve loca. Me da besos suaves en la espalda, en los brazos, incluso en la cabeza, con una ternura que me fascina. ¿Me estaré enamorando? ¡No quiero ni pensarlo, qué miedo!

»Después llegan los besos apasionados. Siempre me coge la cara y me pide que le bese mientras hacemos el amor. Le gusta llevar la iniciativa y es bastante dominante en la cama. Me encanta que sea así. Él me va indicando lo que quiere que le haga y me pide que me acaricie el pecho o el clítoris porque le excita mucho verme hacerlo.

»Siempre pasamos mucho tiempo acariciándonos y besándonos antes de llegar a la penetración. Nuestras sesiones de sexo duran más de tres horas y yo regreso a mi casa sin un atisbo de molestia en mi cuerpo. Tiene un aguante increíble.

»El primer día ya me dijo que era un experto en hacer llegar al *squirt*, aunque luego fue cauteloso y matizó: "Bueno, no quiero alardear ni echarme flores, a ver si hoy no lo voy a conseguir".

»Ese mismo día, después de un largo rato tocándonos y entregándonos al placer, yo estaba muy excitada. Entonces, él me tumbó en la cama, con mi trasero en el borde, prácticamente fuera. Me levantó las piernas, una más que la otra y me metió varios dedos. Los llevó hasta lo más profundo de mi vagina, los curvó y comenzó a golpear la pared del fondo con una velocidad increíble, desenfrenada. En cuestión de segundos, sentí un charco formarse debajo de mí. Fue una experiencia impresionante.

»Otras veces, me coloca de pie, levanta una de mis piernas y hace lo mismo con sus dedos. Pero no solo lo consigue con las manos, sino también dos veces con la penetración.

Este chico consigue de mí, lo que no ha conseguido nadie. Yo me pongo encima y él me penetra hasta lo más profundo, me aprisiona contra su cuerpo con fuerza y con sus brazos me presiona las caderas y me aprieta. Después soy yo quien se mueve.

»No sé qué es lo que este chico despierta en mí para que me suceda todo esto.

»Si me preguntas qué es lo que siento cuando me sale el *squirt*, te diré que no llego al orgasmo tal cual lo conocemos, es una sensación intensa que crees que no puedes aguantar. La primera vez creía que iba a hacerme pis y le dije: "Para, no aguanto". Pero él me respondió: "Déjate llevar, confía en mí y suéltalo, déjalo fluir".

»Ambos sentimos un enganche impresionante en la cama.

»Él es extremadamente delicado y eso me fascina. Todo lo que me provoca sexualmente, unido a su delicadeza, forman una mezcla increíble que hace que roce las estrellas. No me quiero enamorar».

Si os fijáis, en el anterior relato, la chica le atribuye a él todo el «éxito» de la relación sexual. En ningún momento se valora a sí misma y cree que todo ocurre gracias a él.

La conexión sexual y emocional siempre surge entre dos, así que ella también tiene mucho que ver en ello. Es cierto que, si el chico es habilidoso, le será más fácil estimularla, pero la sexualidad es de ella.

En el relato, es ella quien siente esa explosión cuando se besan, es ella quien toca su cuerpo (dice expresamente que él se lo pide) y es ella quien se excita junto a él. El éxito es de ambos Pero es el cuerpo de ella el que reacciona así. Es ella quien activa sexualmente su cuerpo y su mente, es ella quien se relaja y se libera de tabús sexuales, es ella quien se deja llevar y quien siente mucha atracción sexual hacia él. Es su sexualidad, no la de él.

Basta ya de quitarnos valor y de seguir cometiendo los mismos errores. Si la mujer no llega al orgasmo, siempre creemos que tiene algún problema de frigidez que tiene que resolver; y si llega fácilmente o es multiorgásmica, decimos que el mérito es de él, que es un crack en la cama.

Bibliografía

American Psychiatric Association (APA) (Autor). (2023). *DSM-5-TR Manual Diagnóstico y Estadístico de los Trastornos Mentales: Texto revisado*. Médica Panamericana.

Béjar de, Sylvia. (2004). *Tu sexo es tuyo*. Penguin Random House.

Bolinches, Antoni. (2010). *Sexo sabio: Cómo mantener el interés sexual en la pareja estable*. Clave. Libro de Bolsillo.

Cabello, Francisco. (2010). *Manual de sexología y terapia sexual*. Síntesis.

Cámara, Laura. (2023). *Desearte: Claves para el deseo sexual femenino*. Vergara.

Casquet, Noemi. (2020). *Mala mujer: la revolución que te hará libre*. Lunwerg Editores.

Chapman, Gary. (2017). *Los 5 lenguajes del Amor. El secreto del Amor que perdura*. Unilit.

Cane, William. (1992). *El arte de besar*. Paidós.

Cáceres J. (1990). *Evaluación psicofisiológica de la sexualidad humana*. Martínez Roca.

Costa, Miguel y López, Ernesto (1999). *Cómo vencer la pereza sexual.* Temas de Hoy.

— (2013). *Tócame otra vez. Revivir el deseo sexual.* Pirámide.

Garriga, Joan. (2013). *El buen amor en la pareja.* Planeta.

Gottman, John M. y Silver, Nan. (2020). *Siete reglas de oro para vivir en pareja.* Penguin Random House.

Johnson, Sue. (2019). *Abrázame fuerte.* Alba.

Johnson, V.E., Kolodny, R.C., y Masters, W.H. (1987). *Sexualidad humana.* Grijalbo.

Kane, Helen S. (2014). *La nueva terapia sexual 1.* Alianza.

— (2014). *La nueva terapia sexual 2.* Alianza.

— (2015). *Manual ilustrado de terapia sexual.* Penguin Random House.

Kerr, C. (1977). *Sexo para mujeres.* Ediciones Júcar.

Labrador, Francisco Javier. (2015). *Intervención psicológica en terapia de pareja.* Pirámide.

Levinson, Daniel J. (1978). *The Season of a Man's Life.*

Levine, Amir y Heller, Rachel. (2016). *Maneras de Amar.* Ediciones Urano.

Lust, Erika. (2008). *Porno para mujeres.* Melusina.

Masters, W.H. y Johnson, V.E. (1967). *Respuesta sexual humana.* Inter-Médica.

Masters, W.H., Johnson, V.E., y Kolodny, R.C. (1987). *Sexualidad humana.* Grijalbo.

Platanomelon. (2024). *Clítoris.* Cinco Tintas.

— (2024). *Diversidades.* Cinco Tintas.

Ryan, Christopher y Jethá, Cacilda. (2019). *En el principio era el sexo.* Paidós.

Sanz, Silvia. (2021). *Sexamor*. Aguilar.
Stopes, M. C. (1922). *Married Love*. Putnam.